DR. MED MARKUS WIESENAUER | SABINE KNAPP

Homöopathie

für Schwangerschaft
und Babyzeit

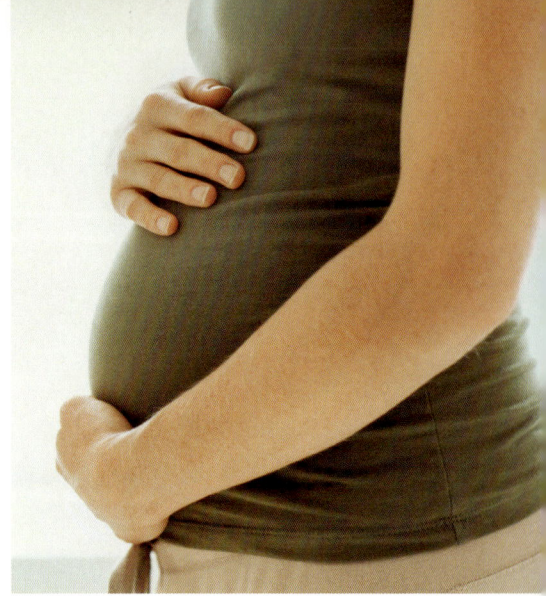

THEORIE

PRAXIS

SCHWANGERSCHAFT UND GEBURT

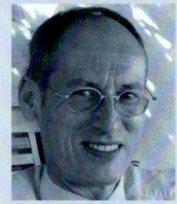

Dr. med. Markus Wiesenauer ist seit mehr als 20 Jahren in eigener Praxis tätig als Facharzt für Allgemeinmedizin mit den Zusatzqualifikationen Homöopathie, Naturheilverfahren und Umweltmedizin. Für seine wissenschaftlichen Arbeiten wurde Dr. Wiesenauer mehrfach ausgezeichnet, u.a. mit dem Alfons-Stiegele-Forschungspreis für Homöopathie. Er war langjähriger Vorsitzender der Arzneimittelkommission D (Homöopathie), Mitglied der Arzneimittelkommission E (Phytotherapie) sowie der Homöopathischen Arzneibuch-Kommission am Bundesinstitut für Arzneimittel und Medizinprodukte (BfArM). Dr. Wiesenauer hat über 25 Bücher geschrieben, hält Vorlesungen und Vorträge und ist immer wieder Gast in TV-Sendungen.

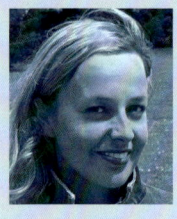

Sabine Knapp ist ausgebildete Journalistin. Sie arbeitete mehrere Jahre lang in den Redaktionen verschiedener Frauenzeitschriften und lebt heute als freie Autorin mit Mann und Tochter in Berlin. Ihre Themenschwerpunkte sind Medizin, Naturheilkunde und Wellness. An diesem Buch hat sie während ihrer Schwangerschaft mitgearbeitet.

EIN WORT ZUVOR

»Ich bin einfach begeistert von diesen weißen Kügelchen!« Das höre ich immer öfter gerade von Schwangeren und jungen Müttern. So kam beispielsweise eine Schwangere zum ersten Mal in meine Sprechstunde, weil es ihr sehr schlecht ging – im wahrsten Sinne des Wortes: Sie litt unter starker Übelkeit, und das seit mehreren Wochen. Keine medizinische Maßnahme half, weshalb ihr Frauenarzt gemeint hatte, sie könne es allenfalls noch mit Homöopathie versuchen … Die half dann auch ganz schnell! Und das kann sie bei vielen Beschwerden rund um die Geburt nach dem Motto: *Homöopathie – davor, dabei, danach.*

Was nach einem Werbespruch klingt, ist für immer mehr Mütter eine durchwegs überzeugende Erfahrung: »Während der Schwangerschaft habe ich nur homöopathische Mittel genommen. Auch die Entbindung und das Wochenbett – alles lief damit problemlos. Und als mir dann beim Stillen eine Brust wehtat, gab mir die Hebamme ein paar Kügelchen, und nach kurzer Zeit schon waren die Schmerzen weg!«

Davor – während der Schwangerschaft können sich verschiedenste Beschwerdenbilder zeigen, die Sie ohne Risiko für das Baby gut auch selbst homöopathisch behandeln dürfen.

Dabei – während der Entbindung: Die Homöopathie unterstützt eine natürliche Geburt, sie beugt eventuellen Komplikationen vor, und sie schont Mutter und Kind. Deshalb empfehle ich Schwangeren, das Thema bereits bei der Geburtsvorbereitung gemeinsam mit der Hebamme zu besprechen.

Danach – auch im Wochenbett und in der Stillzeit können Probleme und Beschwerden auftauchen: Wieder hilft die Homöopathie Mutter und Kind auf einfache Weise und sehr wirksam.

Alles Gute für Sie und Ihr Baby wünscht Ihnen Ihr

Dr. med. Markus Wiesenauer

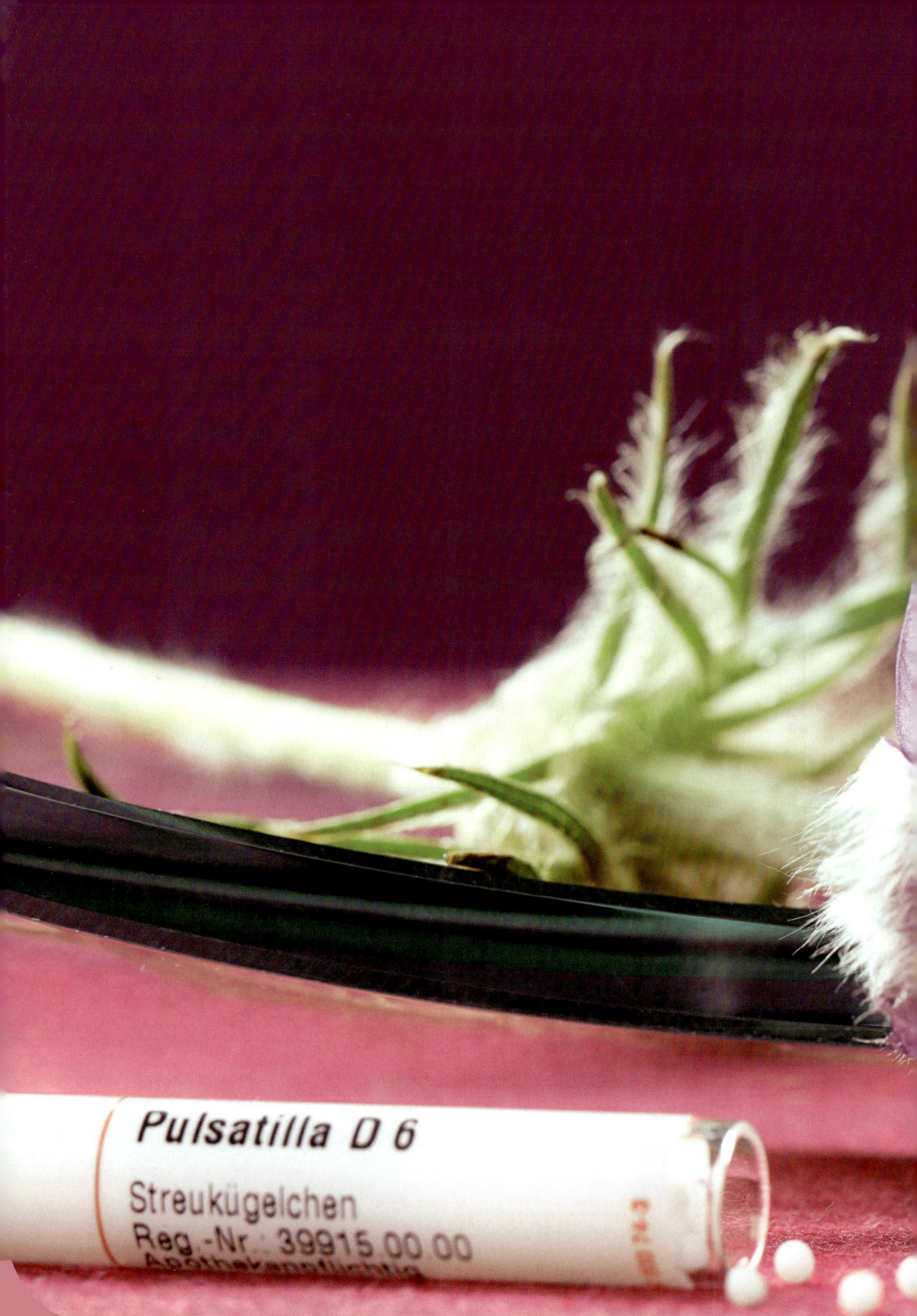

BASISWISSEN HOMÖOPATHIE

Schnell, sicher und ohne Risiken – die sanfte Heilkunde
regt die Selbstheilungskräfte Ihres Körpers an und
hilft bei vielen Beschwerden, rasch wieder fit zu werden.

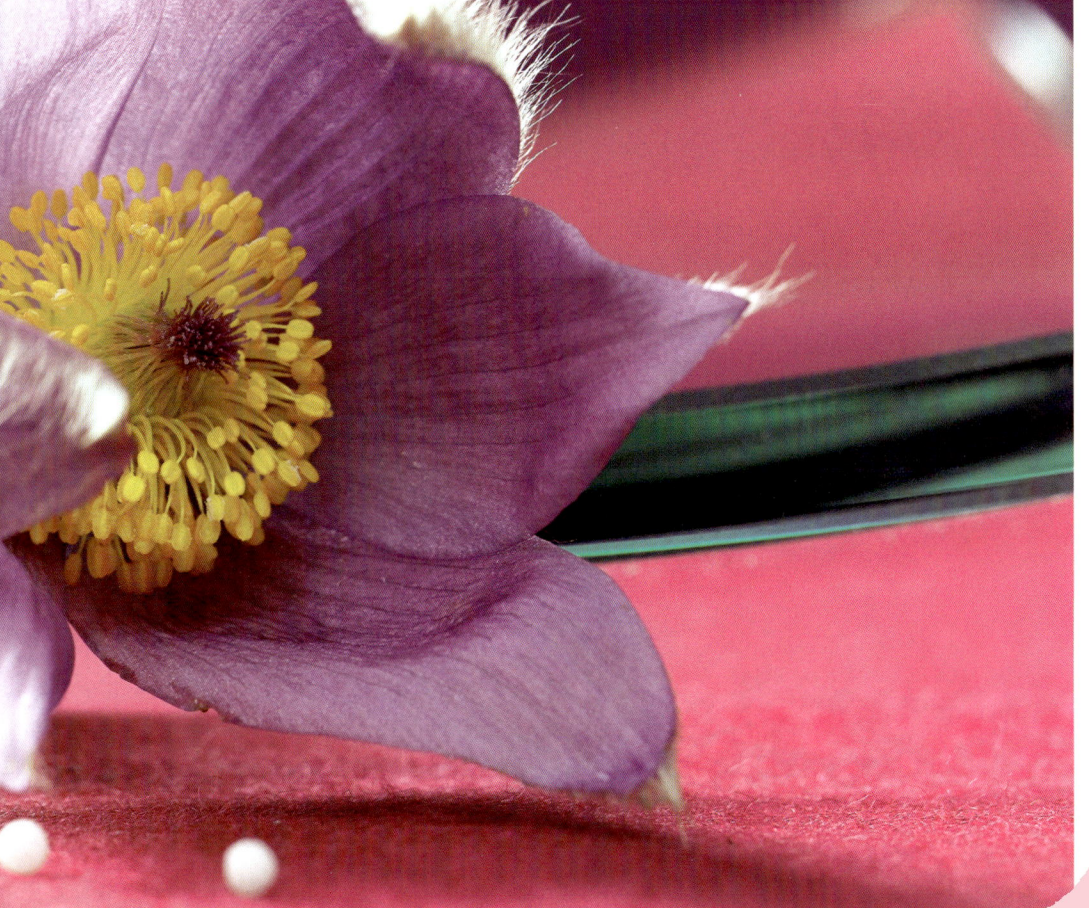

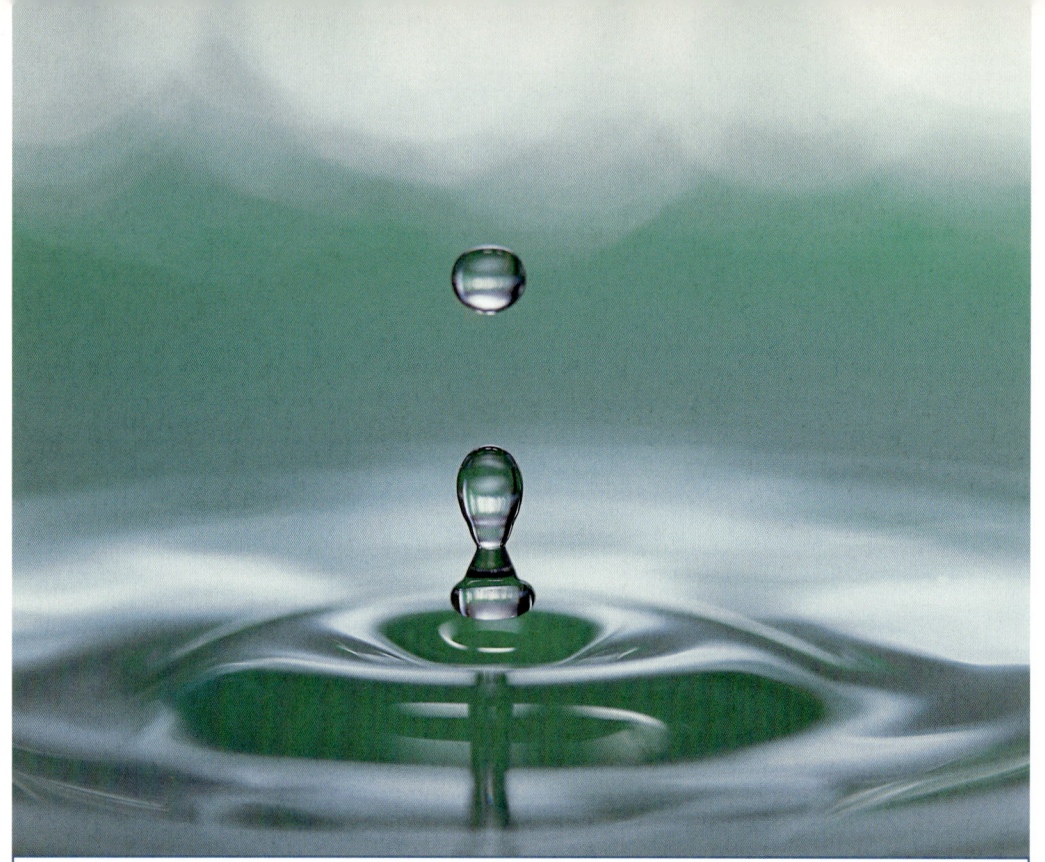

Homöopathie –
was sie ist, was sie kann

Mit der Homöopathie (griechisch *homoiopathes* = in ähnlichem Zustand) schuf der deutsche Arzt und Wissenschaftler Samuel Hahnemann vor über 200 Jahren ein neues medizinisches Denksystem. Bis heute findet diese Heilkunde weltweit immer mehr Anhänger. Denn richtig angewendet, ist sie eine praktisch risikofreie, aber hochwirksame Therapie, die oft auch dann weiterhelfen kann, wenn die Möglichkeiten der Schulmedizin bereits ausgeschöpft sind.

Natürlich hat die Homöopathie ihre Grenzen: Eine plötzlich auftretende Blutung in der Schwangerschaft oder eine komplizierte Lage des Kindes während der Geburt sind allein mit homöopathischen Mitteln nicht in den Griff zu bekommen. Genauso wenig lässt sich ein Knochenbruch zusammenflicken oder insulinpflichtiger Diabetes damit behandeln.

Dennoch: Wenn Sie in diesem Buch blättern, werden Sie überrascht sein, welche und vor allem wie viele körperliche und psychische Beschwerden mit der Homöopathie behandelt werden können. Das liegt an ihrem Wirkprinzip, auf natürliche und sanfte Weise die Selbstheilungskräfte des Organismus anzuregen.

Das Wirkprinzip der sanften Heilkunde

Gesundheit erhalten, Kranken helfen – das ist die Gemeinsamkeit zwischen der modernen Schulmedizin (Allopathie) und der Homöopathie. Ansonsten basieren beide Systeme jedoch auf sehr unterschiedlichen Sichtweisen. Das Konzept der Homöopathie steht auf mehreren Säulen:

Die Ähnlichkeitsregel

Das wichtigste Prinzip ist die von Samuel Hahnemann (1755–1834) erprobte Ähnlichkeitsregel »Similia similibus curentur«: Ähnliches möge durch Ähnliches geheilt werden. Dieser Kerngedanke war zu Hahnemanns Zeit jedoch nicht neu: Schon der griechische Arzt Hippokrates entwickelte um 400 v. Chr. diese Idee. Überliefert ist auch, dass der Schweizer Arzt und Alchemist Paracelsus (1493–1541) Pflanzenextrakte benutzte, sogenannte Sympathiemittel, bei denen er von der Optik (Signatur) auf die Heilwirkung schloss – der gelbe Saft des Schöllkrauts wurde beispielsweise bei Gallenbeschwerden eingesetzt, die Distel bei Seitenstechen.

Samuel Hahnemann war von den seit dem Mittelalter kaum weiterentwickelten und eher schädlichen Heilmethoden der Medizin enttäuscht (Schröpfen, Aderlass, Klistiere, die Gabe von Quecksilber). Deshalb suchte er nach neuen Wegen, um Krankheiten zu kurieren. Jahrelang experimentierte er mit Arzneipflanzen und

INFO

Während der Schwangerschaft und der Geburt, im Wochenbett und in der Stillzeit ist die Homöopathie eine kraftvolle Helferin für (werdende) Mütter und Babys. Die potenzierten Arzneien können Sie begleitend zu anderen Therapien anwenden, egal ob es sich dabei um alternative Verfahren wie beispielsweise Akupunktur handelt oder ob schulmedizinische (allopathische) Methoden eingesetzt werden. Gerade bei allopathischen Mitteln ist die Homöopathie häufig eine erfolgreiche und sinnvolle Ergänzung, die mithilft, Nebenwirkungen abzufedern.

stieß bei einem Selbstversuch auf das bereits erwähnte Ähnlichkeitsprinzip: Hahnemann nahm Chinarinde ein, die als Malariamittel galt. Er stellte fest, dass bei ihm – obwohl er gesund war – malariaähnliche Symptome auftauchten, die nach wenigen Stunden wieder verschwanden.

Was einen gesunden Menschen krank macht, kann einen Kranken genesen lassen – dieser auf den ersten Blick paradoxen Idee widmete sich der Forscher nun und untermauerte seine Theorie schrittweise mit immer neuen Arzneiversuchen. Er entdeckte, dass beispielsweise Tollkirsche, die unter anderem Fieber verursacht, niedrig dosiert einen fiebrigen Infekt lindern kann. Oder: Brennnesseln, die Hautreizungen auslösen, bessern Ausschlag und Rötungen, sobald man sie bei diesen Beschwerden einnimmt. Oder Zwiebeln: Sie sorgen für tränende Augen und eine laufende Nase – in der Homöopathie setzt man Zwiebel deshalb bei Fließschnupfen ein. Noch ein Beispiel, speziell zum Thema Schwangerschaft: Seitdem Sie erfahren haben, dass Sie schwanger sind, sind Sie völlig »aus dem Häuschen«. Tausend Ideen schwirren Ihnen im Kopf rum – was Sie alles vorbereiten wollen und wie schön es mit dem Baby werden wird! Sie sind aufgedreht, reagieren hektisch, tägliche Aufgaben bleiben liegen. An Schlaf ist kaum zu denken. Sie sind also ziemlich überdreht, ganz so, als hätten Sie zu viel Kaffee getrunken – und genau den setzt man in der Homöopathie bei Nervosität und Unruhezuständen ein: Coffea, homöopathisch aufbereiteter Kaffee, hilft, »auf den Boden zurückzukehren und einen kühlen Kopf zu bewahren«.

Die Arzneimittelprüfung und das Arzneimittelbild

Um ein Mittel nach dem Ähnlichkeitsprinzip anwenden zu können, muss dieses zuvor in seiner vielfältigen Wirkweise erforscht werden. Zu diesem Zweck gibt man die Substanz freiwilligen, gesunden Personen, die genau dokumentieren, welche Symptome nach der Einnahme auftreten. Dabei wird beachtet, wie die Substanz nicht nur auf unterschiedliche Körperregionen wirkt, sondern auch Stimmung und Verhalten beeinflusst. Diese Veränderungen im seelischen und körperlichen Befinden werden von der

---

ERST-VERSCHLIMMERUNG
Weil Ähnliches mit Ähnlichem geheilt werden soll, können sich anfangs nach der Einnahme einer homöopathischen Arznei die Krankheitssymptome kurzzeitig verstärken. Vor allem bei der Behandlung mit Hochpotenzen (ab D30/C30) kommt das manchmal vor. Die Erstverschlimmerung ist zwar zunächst unangenehm, aber ein gutes Zeichen: Der Körper reagiert offensichtlich auf die Heilimpulse. Nach ein paar Stunden klingen die Beschwerden in der Regel komplett ab (Seite 17).

Prüfperson genauestens protokolliert, und zwar streng anatomisch von Kopf bis Fuß, je nachdem, wo sich Beschwerden gezeigt haben. Diese Wirkungsbeschreibung sowie die Erfahrung zahlreicher Therapeuten mit dem homöopathischen Mittel ergeben das sogenannte Arzneimittelbild. Aufgrund des Ähnlichkeitsprinzips lässt sich damit das geeignete Mittel für einen Patienten finden. Mehr als 2500 Arzneien wurden bisher so geprüft und dokumentiert, und die Methode wird weiterhin angewendet, um neue Mittel für die Homöopathie zu erschließen.

Die Leitsymptome und das individuelle Krankheitsbild

Um für die Beschwerden ein passendes Mittel zu finden, muss genau beobachtet werden, welche Krankheitssymptome sich zeigen. Da die Homöopathie immer auf den Menschen in seiner Gesamtheit eingeht, ist es wichtig, alle Facetten und Modalitäten zu kennen: ob die Beschwerden zum Beispiel morgens oder abends schlimmer werden, ob eher Wärme oder Kälte lindernd wirkt und so weiter. Je detaillierter die Symptome und ihre Umstände beschrieben werden, desto einfacher ist es, das passende Mittel zu finden (siehe auch Checkliste Seite 17).

Die charakteristischen Symptome »leiten« letztendlich zum passenden Mittel, weshalb man in der Homöopathie auch von »Leitsymptomen« spricht. Deshalb finden Sie bei jedem Beschwerdenbild mehr als nur ein Mittel. Denn die Homöopathie geht auf die individuelle Befindlichkeit eines Patienten ein: Zwei Kranke mit derselben Diagnose werden selten das gleiche Mittel bekommen. Der eine klagt beispielsweise über stechende Kopfschmerzen, die bei Kälte schlimmer werden, ein anderer hat eher pochende, stressbedingte Spannungskopfschmerzen, die in einem warmen Raum stärker werden …

Die Potenzierung

Samuel Hahnemann experimentierte mit Arzneimitteln und Dosierungen und fand dabei einen weiteren paradoxen Effekt: Eine ähnliche Arznei wirkt umso besser und tiefgreifender, je niedriger

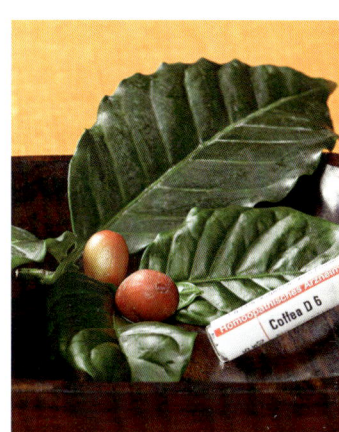

Coffea, homöopathisch aufbereitete Kaffeebohnen – ein gutes Beispiel für die Ähnlichkeitsregel: Bei Nervosität und Unruhezuständen (als hätte man zu viel Kaffee getrunken) setzt man in der Homöopathie Coffea ein. Das Mittel hilft, ruhiger zu werden.

DIE INDIVIDUELLE KONSTITUTIONSBEHANDLUNG

Samuel Hahnemann gelangte zu der Überzeugung, dass es keine Krankheiten als solche gibt, sondern nur kranke Individuen. Und dass jeder Patient *ein* bestimmtes Mittel für ein bestimmtes Krankheitsstadium braucht. Vor allem bei chronischen Erkrankungen ist es die Aufgabe eines Therapeuten, dieses Mittel zu finden. Aufgrund einer ausführlichen Anamnese, bei der die gesamte Krankengeschichte, ererbte Anlagen sowie Risikofaktoren erfragt werden, sucht der Therapeut eine Arznei, die die gesamte persönliche Verfassung, die Konstitution, stärkt. Meist werden Hochpotenzen ab D30/C30 in größerem zeitlichen Abstand gegeben.

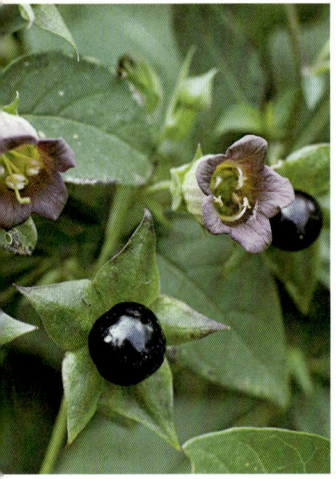

Die schwarzen Beeren der Tollkirsche (Atropa belladonna) sind hochgiftig, im schlimmsten Fall kommt es zu Tobsuchtsanfällen – daher der Name – und zum Tod durch Atemlähmung. Ihre Frucht ähnelt zwar der Kirsche, enthält aber keinen Kern, sondern einzelne Samen, und sitzt auf einem breiten Blattkelch. Durch die homöopathische Verarbeitung wird aus dem Gift eine Arznei: Belladonna wird angewendet bei fieberhaften Entzündungen mit den Leitsymptomen Röte, Hitze und brennende Schmerzen.

sie konzentriert ist. Da er auch Apotheker war und Medikamente selbst herstellte, entwickelte Hahnemann ein Verfahren, mit dem man die Stärke und Wirkdauer eines Mittels steuern kann, das aus einer Substanz erst eine homöopathische Arznei macht.

Bei diesem »Potenzieren« vermischt und verschüttelt man einen Grundstoff – etwa Tollkirsche (Belladonna) – schrittweise mit einer Trägersubstanz (Milchzucker oder ein Alkohol-Wasser-Gemisch). Nach einem bestimmten Schema wird die Arznei immer weiter verdünnt. Das Besondere dabei ist jedoch: Die geringen Spuren werden durch den rhythmischen Prozess des Verschüttelns energetisch immer gehaltvoller. Der Wirkstoff wird mit jedem Verdünnungsschritt weiter »aufgeladen« und letztendlich in seiner Heilkraft verstärkt (potenziert).

Wirkung auf energetischer Ebene

Wie soll eine Arznei wirken können, wenn sie so stark verdünnt ist, dass man kaum noch ein Molekül der Grundsubstanz nachweisen kann? Und wieso sollen gerade die besonders verdünnten Mittel wirkungsvoller sein als eine niedrige Potenz? Solche Fragen werden auch immer wieder von den Skeptikern gestellt, die das Wirkprinzip der Homöopathie infrage stellen und als reine Glaubenssache abtun. Wie genau und warum dieser Prozess des

Potenzierens funktioniert, ist letztgültig und mit den üblichen, wissenschaftlich anerkannten Methoden noch nicht nachweisbar. Doch es scheint so zu sein, dass homöopathische Arzneien auf einer speziellen energetischen Ebene wirken. Man geht davon aus, dass die Trägersubstanzen beim Verschütteln Informationen speichern und dass dieser »homöopathische Abdruck« bei jedem Verdünnungsschritt weitergegeben wird.

Ursubstanzen – die Grundstoffe

Stoffe, die zu homöopathischen Arzneimitteln verarbeitet werden, stammen von Pflanzen, Tieren und Tiergiften, auch körpereigene Substanzen des Menschen können zum Einsatz kommen, etwa Plazentanosoden (Seite 60). Außerdem werden Säuren, Mineralien und Metalle verwendet. Durch die spezielle Verarbeitung verlieren bedenkliche Substanzen ihre Gefährlichkeit oder ihr Allergiepotenzial.

Potenzieren heißt steigern

Die Ausgangssubstanzen werden in unterschiedlichen Potenzen hergestellt. Die Potenz, quasi die Stärke eines Mittels, kann man auch mit einem Blick auf das Arzneifläschchen erkennen, wo sie zum Beispiel als D6, D12 oder C30 aufgedruckt ist. Am üblichsten sind D- und C-Potenzen. D steht für »Dezimal« und beschreibt eine Mischung von 1:10, C steht für »Centesimal« und das Verhältnis 1:100.

Um nun eine D1-Potenz zu erhalten, wird ein Ausgangsstoff – beispielsweise 1 Tropfen Belladonna – mit 9 Tropfen Alkohol-Wasser-Gemisch vermischt und anschließend zehnmal verschüttelt. Damit man eine D2-potenzierte Arznei erhält, nimmt man nun 1 Tropfen der D1-Lösung und mischt ihn erneut mit 9 Tropfen Trägersubstanz. Auch hier wird zehnmal verschüttelt. Um die Arznei »Belladonna D6«

Potenzierung

D-Potenzen (Dezimal = D = 10):

1 Teil Arzneigrundstoff	
	+ 9 Teile Trägersubstanz = **D1**
1 Teil D1	+ 9 Teile Trägersubstanz = **D2**
1 Teil D2	+ 9 Teile Trägersubstanz = **D3**
1 Teil D3	…

C-Potenzen (Centesimal = C = 100):

1 Teil Arzneigrundstoff	
	+ 99 Teile Trägersubstanz = **C1**
1 Teil C1	+ 99 Teile Trägersubstanz = **C2**
1 Teil C2	+ 99 Teile Trägersubstanz = **C3**
1 Teil C3	…

zu erhalten, findet dieser Vorgang also sechsmal hintereinander statt, bei einer D12 entsprechend zwölfmal. Um eine C30 zu erhalten, wird demnach dreißigmal im Verhältnis 1:100 verschüttelt, und zwar grundsätzlich von Hand. Dieses Verfahren lädt die Arznei immer stärker mit Energie auf. Statt nur zu verdünnen, wird das Mittel potenziert.

Die Arzneien gibt es dann in unterschiedlicher Darreichungsform, die bekannteste sind Globuli, winzige Kügelchen auf Rohrzuckerbasis, auf die die Arzneisubstanz aufgeträufelt ist. Aber es gibt auch homöopathische Tropfen (Dilution genannt), Tabletten und Salben. Die Tropfen enthalten Alkohol, sollten daher von Schwangeren und Kindern nicht eingenommen werden. Die Mittel sind rezeptfrei erhältlich, aber apothekenpflichtig (Seite 16).

Sicher: Wirksamkeit und Qualität

Die Herstellung der Mittel ist im Homöopathischen Arzneibuch (HAB) verbindlich vorgeschrieben, und daran müssen sich alle Hersteller in Deutschland halten. Die darin festgelegten Vorschriften gehen auf Hahnemann zurück – auch dass jedes Arzneimittel von Hand verarbeitet werden muss. Damit können Sie für sich und Ihr Baby sicher sein: Das homöopathische Arzneimittel ist von gleichbleibender Qualität und somit auch von gesicherter Wirksamkeit.

Dass die Homöopathie wirksam ist, zeigen nicht zuletzt ihre Behandlungserfolge beim Neugeborenen und Kleinkind, aber auch in der Tierheilkunde und in der Arbeit mit Pflanzen. Und gerade bei der letzten Spezies kann man wohl kaum davon sprechen, dass alles reine Glaubenssache sei. Selbst die Weltgesundheitsorganisation (WHO) hat bestätigt, dass die Homöopathie wirksam ist. Es gilt jedoch als eine Herkulesaufgabe für die Wissenschaft, nachzuweisen, wie das »homöopathische Rätsel« funktioniert. Die Heilkunde als unwissenschaftlich abzustempeln, nur weil sie ein Phänomen ist, das außerhalb der Messbarkeit liegt, ist allerdings unzulässig. Die eng gesteckten wissenschaftlichen Analysestandards lassen sich einer ganzheitlichen Erfahrungswissenschaft schlecht überstülpen. Im Zweifel gilt: Wer heilt, hat recht.

TIPP: Konstitutionsbehandlung vor der Schwangerschaft
Ideal ist es, wenn Sie sich bereits vor der Schwangerschaft oder zumindest so früh wie möglich von einem erfahrenen »klassischen« homöopathischen Therapeuten konstitutionell behandeln lassen. Dann werden Schwangerschaft und Geburt in der Regel problemlos verlaufen, weil Sie körperlich und mental voll in Ihrer Kraft sind.

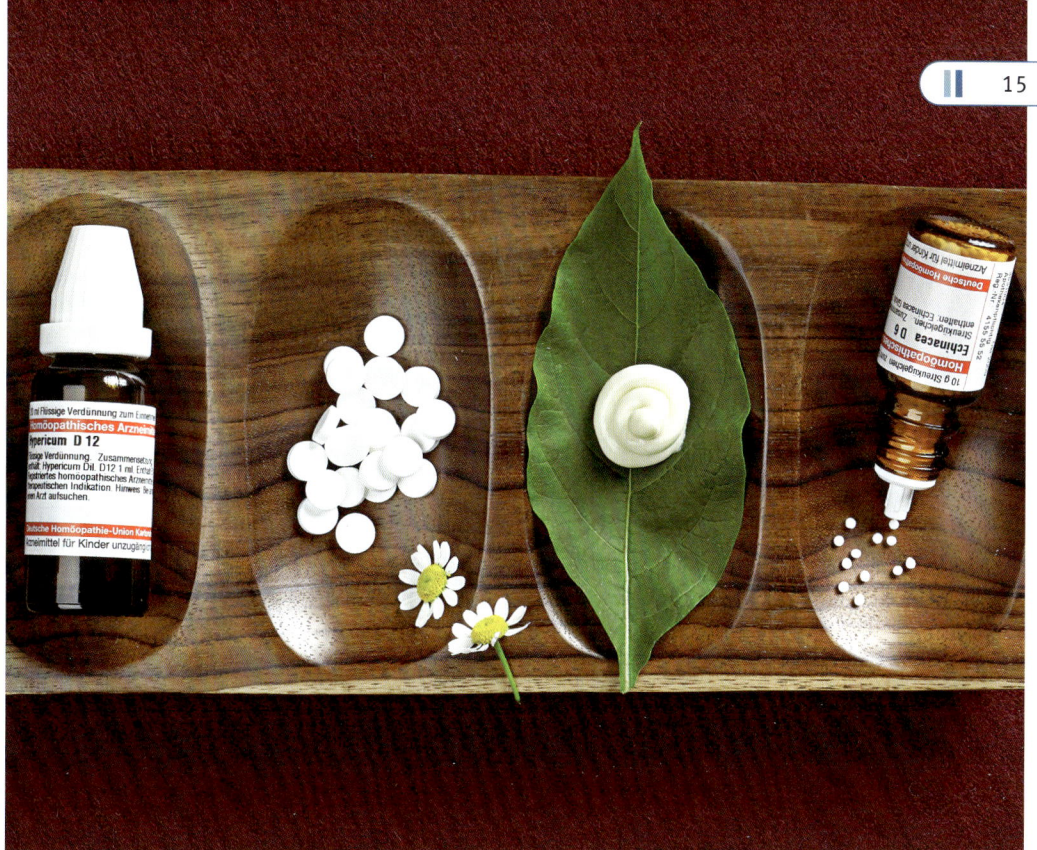

Die Selbstbehandlung

Gut zu wissen

Sie können mithilfe der Homöopathie viele akute Beschwerden auch ohne Therapeuten in den Griff bekommen – mit etwas Einfühlungsvermögen, genauem Beobachten und Verantwortungsgefühl für sich und Ihr Baby. Dazu eine Bitte: Wenn sich die akuten Beschwerden nicht innerhalb weniger Stunden bessern, sollten Sie nicht weiter herumprobieren. Suchen Sie bitte umgehend einen Arzt auf, um kein gesundheitliches Risiko einzugehen.

Die homöopathischen Mittel

> Homöopathische Arzneimittel gibt es nur in der Apotheke. Sollte einmal ein in diesem Buch genanntes Mittel in der Potenz beziehungsweise Darreichungsform nicht vorrätig sein, kann es Ihnen meist innerhalb von 1 bis 2 Tagen besorgt werden.

> Als Darreichungsformen eignen sich besonders Globuli. Auf die Streukügelchen auf Rohrzuckerbasis (Saccharose) wurden alkoholhaltige Tropfen, die sogenannte Dilution, aufgetropft. Der Alkohol verdunstet übrigens, sodass die Einnahme für Sie und Ihr Baby unbedenklich ist. Da manche Mittel nicht in jeder Potenz als Globuli hergestellt werden können, gibt es auch Tabletten, bei denen der Arzneigrundstoff mit Milchzucker (Laktose) verarbeitet wird. Die alkoholhaltigen Tropfen (Dilution) sollten Sie nur ausnahmsweise einnehmen; für Babys sind sie nicht geeignet. Homöopathische Salben unterstützen die Wirkung eines Mittels in einigen Fällen.

> Auf den Beipackzetteln mancher homöopathischer Arzneimittel steht der Hinweis, dass das Mittel in Schwangerschaft und Stillzeit nur nach Rücksprache mit dem Arzt eingenommen werden darf. Auch der Hinweis, das Mittel sei nicht für Kinder unter 12 Jahren geeignet, findet sich. Aus arzneimittelrechtlichen Gründen sind solche Angaben von der Zulassungsbehörde vorgeschrieben, jedoch kein Grund zur Sorge. Wenn dies auch auf ein in diesem Buch genanntes Mittel zutrifft, dann können Sie es in der angegebenen Potenz und Dosierung dennoch einnehmen.

Dosierung und Einnahme

> Für Erwachsene: Eine Gabe entspricht 5 Globuli oder 1 Tablette. Nehmen Sie sie eine halbe Stunde vor oder nach dem Essen. Lassen Sie sie im Mund zergehen, damit die Wirkstoffe über die Mundschleimhaut aufgenommen werden. Tropfen gegebenenfalls auf einem Plastiklöffel und mit Wasser verdünnt einnehmen.

> Fürs Baby: Eine Gabe entspricht 1 Globulus oder ½ Tablette. Legen Sie ihm den Globulus zwischen Unterlippe und Kiefer. Die Tablette zerstoßen Sie zu Pulver und geben die Hälfte; Sie können das Pulver auch vor dem Stillen auf die Brustwarze auftragen.

> Nehmen Sie möglichst nur ein Mittel ein: Dieses wählen Sie – wie im Kasten rechts beschrieben – nach den Leitsymptomen aus.

> Wenn Sie einmal unsicher sind: Stimmen Sie die Einnahme des homöopathischen Mittels mit Ihrem Therapeuten oder Ihrer Hebamme ab. Oder Sie fragen Ihren Apotheker.

> Die in diesem Buch empfohlenen Mittel und Potenzen haben keine Wechselwirkungen mit chemischen Arzneimitteln. Sie vertragen sich gut mit Pflanzenheilmitteln, auch mit ätherischen Ölen. Cola, Kaffee und Schwarztee allerdings können die Wirkung abschwächen.

> Höhere Potenzen sollten dem Therapeuten vorbehalten bleiben, da sie häufiger eine Erstverschlimmerung hervorrufen (Seite 10). Bei mittleren Potenzen – wie in diesem Buch angegeben – ist dies nicht der Fall.

CHECKLISTE: Der Weg zum richtigen Mittel

Um die passende Arznei zu finden, müssen Sie sich genau beobachten. Folgende Fragen helfen bei der Mittelwahl:

1. Wo genau tut es weh?
2. Wann sind die Beschwerden aufgetreten?
3. Wann und wodurch ändern sich die Beschwerden?
4. Wie ist das Allgemeinbefinden?
5. Wie ist die Stimmung und Gemütsverfassung?
6. Wie sieht es aus mit Hunger, Durst und Schlaf?
7. Was ist außergewöhnlich?

Wählen Sie dann das Mittel aus, dessen Beschwerdenbild am ehesten auf Sie zutrifft.

Dauer der Behandlung

> Setzen Sie bei akuten Beschwerden (zum Beispiel Schwangerschaftsübelkeit) das Mittel ab, sobald es Ihnen wieder gut geht.

> Bei sonstigen Beschwerden (zum Beispiel Bindegewebsschwäche) sollten Sie das Mittel nach dreiwöchiger Einnahmedauer eine Woche lang absetzen – und es danach wiederum drei Wochen lang einnehmen.

> Wenn ein Mittel in angemessener Zeit keine Wirkung zeigt, zumal bei akuten Beschwerden, dann überprüfen Sie Ihre Auswahl nochmals anhand der Leitsymptome. In Zweifelsfällen holen Sie bitte ärztlichen Rat ein.

Und schließlich: Die Selbstbehandlung mit homöopathischen Arzneien ist nicht schwierig. Je öfter Sie die Wirkung erleben oder bei Ihrem Partner beobachten, desto sicherer werden Sie im Umgang mit den Mitteln. Deshalb – eine eigene homöopathische Hausapotheke lohnt sich (Buchtipps Seite 122)!

Schwangerschaft und Babyzeit – eine spannende Lebensphase für Mann und Frau

Ein Kind zu bekommen ist für jedes Paar ein großes Abenteuer. Eines, das mit dem positiven Schwangerschaftstest beginnt und mit der Geburt des Babys nur den ersten von vielen spannenden Höhepunkten bietet. Neun Monate lang können Sie sich vorbereiten und auf den neuen Status einstellen – denn künftig sind Sie nicht mehr nur ein Liebespaar, sondern tragen als Eltern für einen neuen, kleinen Erdenbürger große Verantwortung.

Viele Väter begleiten heutzutage die Schwangerschaft ihrer Partnerin intensiv, indem sie beispielsweise an Geburtsvorbereitungskursen teilnehmen und die Monate mit dem »Baby im Bauch« genießen – viele solidarisieren sich unbewusst sogar so sehr, dass sie auch an Gewicht zulegen … Aber vorrangig ist diese Zeit natürlich für die Frauen eine große Umwälzung.

Neun Monate warten …

Alles verändert sich, und manches ist mitunter nicht angenehm – Beschwerden wie Übelkeit und Erbrechen in den ersten Wochen können ähnlich belastend sein wie der große Bauch und die Kurzatmigkeit gegen Ende der Schwangerschaft. Übrigens werden Sie als Ausgleich dafür selten eine strahlendere Haut und so kräftiges, glänzendes Haar haben wie in den neun Monaten Wartezeit auf das Baby.

Doch nicht nur äußerlich tut sich viel, auch psychisch bereitet Sie die Natur auf Ihre Mutterrolle vor. Etwa mit dem klassischen Nestbautrieb, der Sie noch kurz vor der Entbindung umtreibt und glauben lässt, unbedingt sämtliche Fenster putzen, die Teppiche reinigen lassen und das Kinderzimmer mit noch mehr Kuscheltieren und Mobiles bestücken zu müssen. Auch Stimmungsschwankungen sind während einer Schwangerschaft nicht selten, schließlich sind Sie einem wahren Hormonfeuerwerk ausgesetzt, und da kann die Laune so rasch wechseln wie das Wetter.

Allerdings wird es natürlich auch leise, kritische Momente geben, in denen Sie möglicherweise an sich und Ihren Fähigkeiten zwei-

TIPP

Die meisten Hebammen vertrauen schon lange der Homöopathie – und mittlerweile sind auch viele Frauenärzte und Kliniken dafür sehr aufgeschlossen. Erkundigen Sie sich, welche Fachleute mit der sanften Heilkunde arbeiten und wie diese Sie während der Schwangerschaft und Geburt begleiten können. Und: Lassen Sie auch Ihren Partner teilhaben – wenn er die Grundzüge der Homöopathie kennt, kann er Ihnen bei Beschwerden helfen und Sie bei der Geburt damit unterstützen.

feln – ob Sie eine gute Mutter sein werden, wie Sie wohl mit dem Baby klarkommen, ob Sie Ihr Kind in seiner Entwicklung immer optimal fördern können, wie sehr sich das Leben verändern wird und noch vieles mehr. Sie können sicher sein: Es wird sich komplett ändern. Und wahrscheinlich werden Sie auch den einen oder anderen Fehler machen. Klar ist, dass Sie das Beste für Ihr Baby wollen, doch es bringt nichts, sich schon vorab unter einen überhöhten Erwartungsdruck zu setzen. Denn ein Kind zu bekommen bedeutet auch loszulassen.

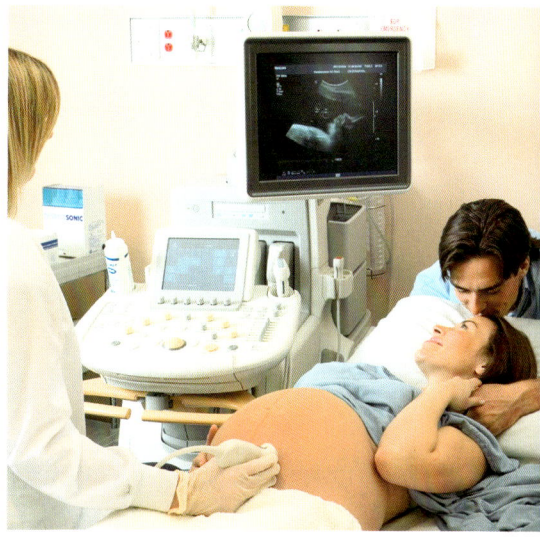

… bis das Baby da ist

Ab jetzt ist ohnehin nicht mehr alles perfekt planbar, spätestens die Geburt wird Ihnen das zeigen. Denn ab einem gewissen Zeitpunkt nimmt dieses Naturereignis einfach seinen Lauf.

Anstatt also zu viel zu grübeln, sollten Sie lieber gemeinsam mit Ihrem Partner die Schwangerschaft in vollen Zügen genießen und es sich gut gehen lassen. Denn Babys brauchen entspannte Mütter. Natürlich ist das Wunder einer Schwangerschaft und Geburt vor allem für Erstgebärende aufregend und verstörend zugleich – doch es zeigt sich immer wieder, dass das Stillen prima klappt, die Babys rundum zufrieden sind und das gesamte Wochenbett unproblematisch verläuft, wenn die frischgebackenen Mütter gelassen sind. Und die Homöopathie wird Ihnen und Ihrem Kind in allen Phasen bei körperlichen und seelischen Problemen eine große Hilfe sein.

Zum Schluss noch ein Tipp: Machen Sie einige Erinnerungsfotos von Ihrer Wohnung, bevor Sie ins Kranken- oder Geburtshaus gehen und Ihr Baby dann bei Ihnen einzieht. Es wird vermutlich nie mehr so aufgeräumt und ordentlich sein, wie es vorher war. Spielsachen, Spucktücher, Windelpakete – von jetzt an regiert das Chaos. Und Sie werden es nicht mehr missen wollen!

Erste Bilder beim Ultraschall: Je weiter die Schwangerschaft fortgeschritten ist, desto mehr können die werdenden Eltern von ihrem Baby erkennen – sein Profil, Hände, Beinchen, die Nabelschnur oder das Pochen des Herzens …

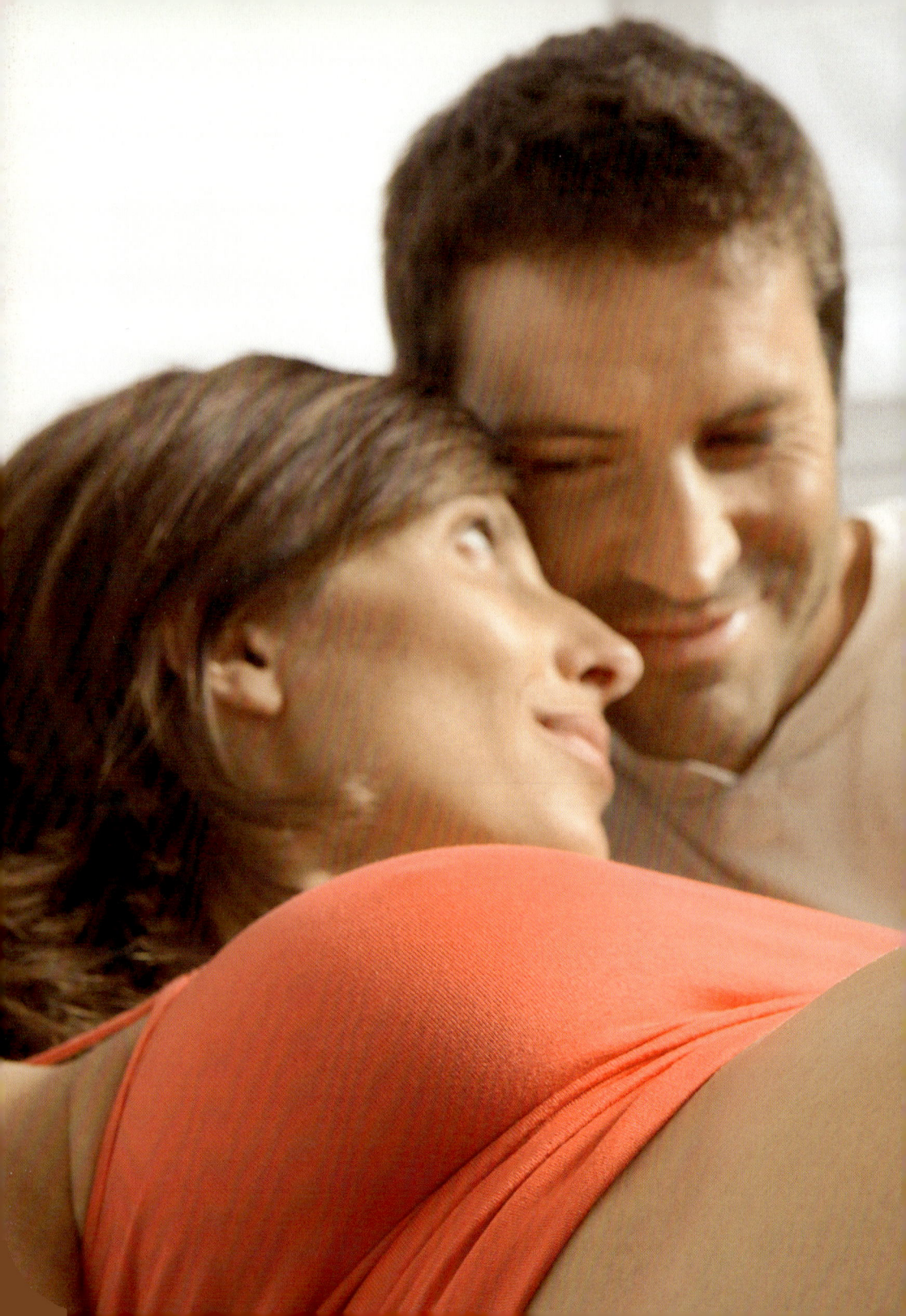

SCHWANGERSCHAFT UND GEBURT

Schön, wenn alles reibungslos läuft! Sollten aber Beschwerden auftauchen, können Sie vieles mit der Homöopathie problemlos und erfolgreich behandeln.

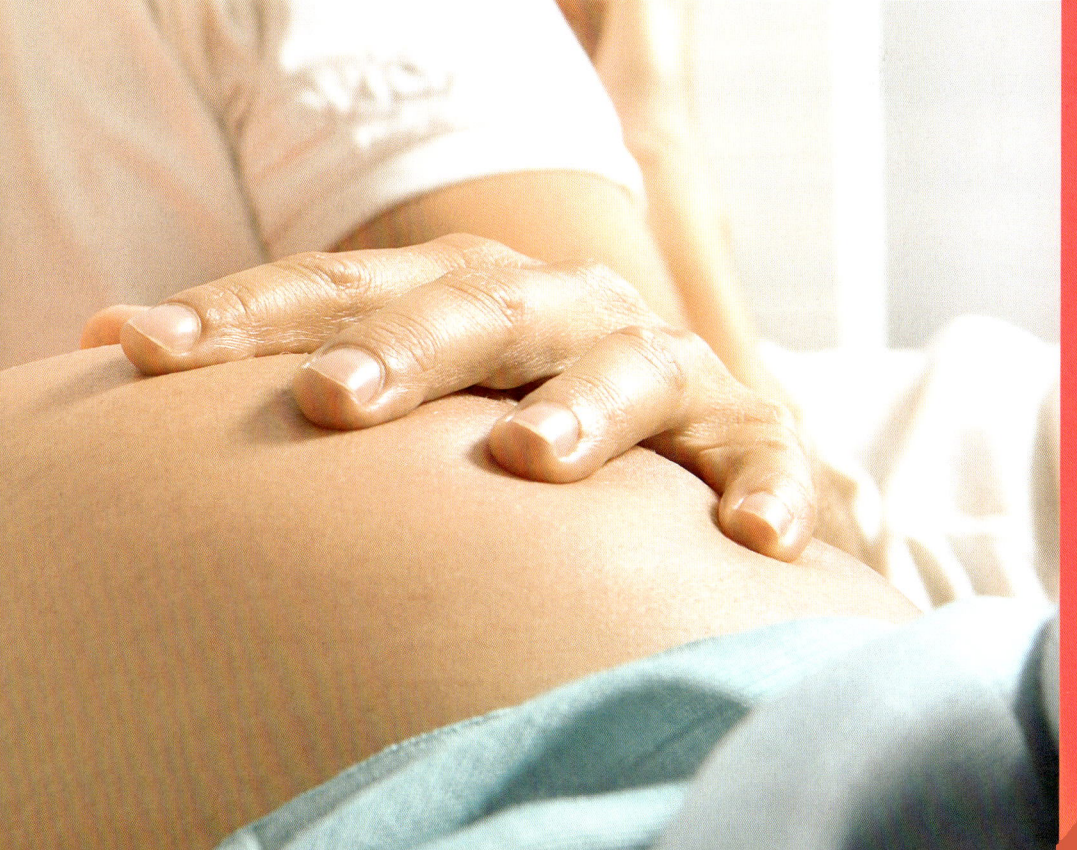

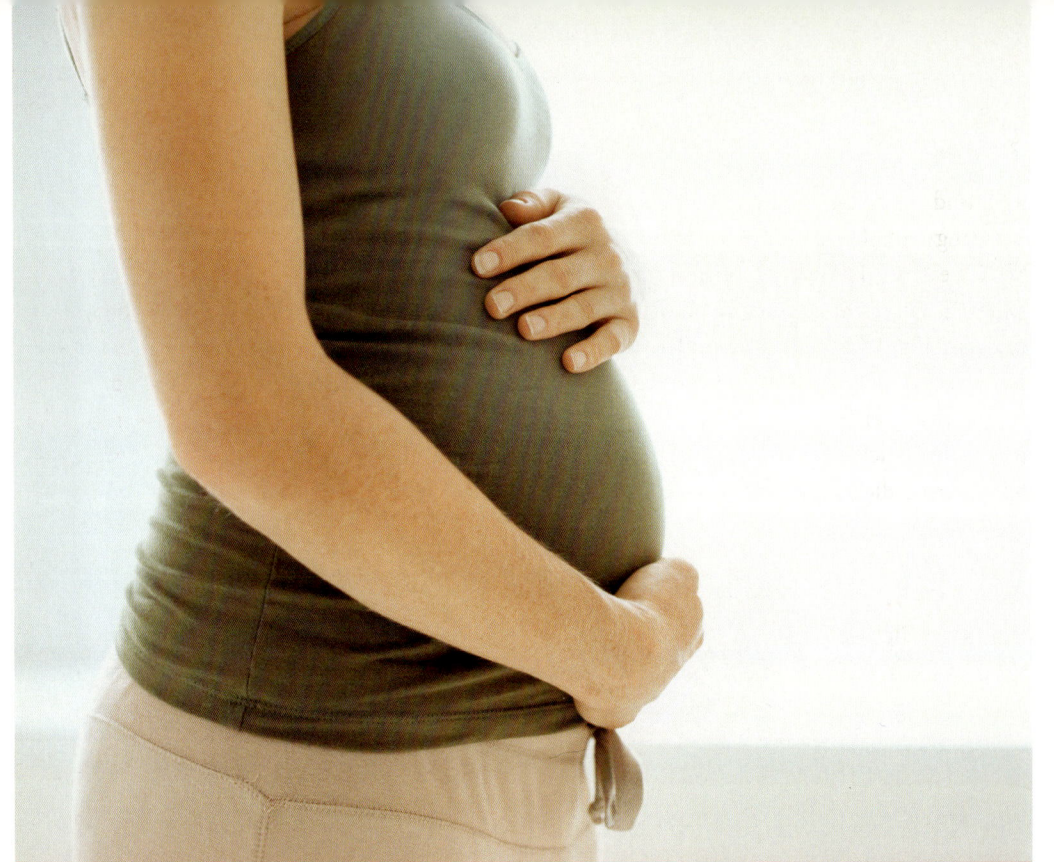

Schwangerschaft: Beschwerden von A bis Z

Der Schwangerschaftstest ist positiv ausgefallen? Gratulation! Auch wenn man noch kein Bäuchlein sieht, wenn Sie noch keinerlei »Zipperlein« spüren und Ihnen alles noch etwas unwirklich vorkommen mag: Bald wird sich Ihr Leben komplett auf den Kopf stellen. Vor Ihnen liegen aufregende Monate, in denen Sie körperlich und emotional viele Veränderungen durchmachen und mit Ihrem Baby in jeder Hinsicht eng zusammenwachsen. Dass in Ihrem Bauch nun ein kleiner Mensch heranreift, ist normal und von der Natur so eingerichtet – und doch ist jede Schwangerschaft für sich ein unglaubliches Wunder. Genießen Sie diese Phase in vollen Zügen und freuen Sie sich auf Ihr Kind. Damit Sie gut und gesund durch diese Zeit kommen, ist es für Sie und die Entwicklung des Babys wichtig, regelmäßig die Kontrolltermine beim Arzt oder bei einer Hebamme wahrzunehmen. Nun sind in der Schwangerschaft fast alle Medikamente verboten, um die Entwicklung des Babys nicht zu gefährden. Gerade deshalb ist jetzt die sanfte Homöopathie die Methode der Wahl.

Ausfluss, Scheidenentzündung

Gerade zu Beginn einer Schwangerschaft sind viele Frauen irritiert, wenn sie plötzlich stärkeren Ausfluss haben. Doch keine Sorge: Die geruchlose, milchige Flüssigkeit (auch Weißfluss genannt) ist völlig normal. Sie bildet sich, weil die Scheide nun stärker durchblutet ist als sonst und weil Keime damit besser abgeleitet werden können. Der Ausfluss, der mit fortschreitender Schwangerschaft stärker werden kann, ist also eine vorbeugende Schutzmaßnahme des Körpers vor Entzündungen.

Wenn Sie feststellen, dass sich die Absonderung in Farbe, Geruch oder Konsistenz verändert, könnte allerdings eine Infektion drohen. Kommen Hautrötungen oder Juckreiz hinzu, sollten Frauenarzt oder Hebamme einen Abstrich machen – er bringt Klarheit, welche Behandlung erforderlich ist. Eine in die Gebärmutter aufsteigende Infektion kann zu Komplikationen, schlimmstenfalls zu einer Frühgeburt führen. Wenn Sie generell unter Ausfluss leiden oder mehrfach Entzündungen der Vagina hatten, sollten Arzt oder Hebamme das Scheidenmilieu regelmäßig kontrollieren.

Allium sativum D2

Weil es vorbeugend und entzündungshemmend wirkt, ist folgende Maßnahme bei Ausfluss sehr bewährt: Führen Sie Allium-sativum-Tabletten wie einen Tampon in die Scheide ein. Da sich die Tabletten auflösen, sollten Sie eine Slipeinlage tragen.

> Dosierung: 1- bis 2-mal täglich je 2 Tabletten einführen.

WICHTIG

Wenn Sie noch nicht bei Ihrem Frauenarzt waren, sollten Sie bald einen Termin ausmachen, damit er Ihnen erklärt, worauf es in den nächsten Monaten ankommt in puncto Gesundheitsvorsorge, Ernährung und so weiter. Außerdem werden Sie Ihren Mutterpass bekommen, ein Untersuchungsheft, in dem ab sofort sämtliche Tests, Termine und Daten notiert werden wie beispielsweise Ihr Gewicht, Ihr Eisenwert oder die Lage des Kindes.

Belladonna D6

Bei der ärztlichen Untersuchung wurde eine akute Entzündung festgestellt. Sie haben Schmerzen in der Scheide, spüren Brennen und ein starkes Hitzegefühl. Möglich sind ziehende Schmerzen im gesamten Unterbauch, eventuell fühlen Sie sich allgemein krank und angeschlagen.

> Dosierung: Am ersten und zweiten Tag 4- bis 5-mal täglich 5 Globuli und, falls die Beschwerden anhalten, ab dem dritten Tag 3-mal täglich 5 Globuli.

> Belladonna ist in der ersten Phase einer Entzündung ein bewährtes Mittel. Sie können es auch therapiegestützt, das heißt zusätzlich zu den vom Arzt verordneten Maßnahmen (zum Beispiel Scheidencreme oder -zäpfchen) einnehmen.

> Sobald sich die Beschwerden bessern, sollten Sie Belladonna absetzen. Lesen Sie sich die nachstehenden Mittel durch: Welches davon trifft nun am ehesten auf Ihre Beschwerden zu?

Borax D6

Der Ausfluss ist weiß-gelblich gefärbt, eher zähflüssig und kann sogar klebrig sein wie Kleister. Dabei ist er nahezu geruchlos.

> Dosierung: 3-mal täglich 5 Globuli.

> Borax ist vor allem dann das Mittel der Wahl, wenn der Ausfluss durch eine Pilzinfektion mit Candida bedingt ist. Borax unterstützt die ärztlichen Maßnahmen.

Lilium tigrinum D6

Sie leiden unter Juckreiz, der vom Ausfluss verursacht wird. Er ist eher gelblich-grün gefärbt und dünnflüssig. Am meisten fühlen Sie sich beeinträchtigt vom unangenehmen, intensiven Geruch, der trotz sorgfältiger Intimhygiene kaum nachlässt.

> Dosierung: 3-mal täglich 5 Globuli.

> Lilium tigrinum hat sich besonders bewährt, wenn der Ausfluss Folge einer Trichomonaden-Infektion ist. Das homöopathische Mittel ersetzt nicht die ärztliche Therapie, sondern unterstützt diese, damit die Infektion schneller ausheilen kann. Denn es hilft, die Infektionsanfälligkeit zu reduzieren.

Caladium D3

Es ist Ihnen äußerst unangenehm: Der Juckreiz im gesamten Genitalbereich (Schamlippen, Scheide, Damm) ist sehr stark, und Sie könnten dauernd kratzen. Zudem riecht der Genitalschweiß auffallend süßlich und trotz aller Hygiene penetrant.

> Dosierung: 3-mal täglich 5 Globuli.

> Caladium hilft Ihnen auch, die äußerliche Behandlung, zum Beispiel mit Salbe, auf ein Minimum zu reduzieren.

Blasenschwäche, Reizblase

Damit das Kind genügend Platz zum Wachsen hat, sorgen Hormone während der Schwangerschaft dafür, dass sich bei der werdenden Mutter sämtliche Muskeln und Gewebe entspannen. Davon ist auch das komplexe Blasen-Beckenboden-System betroffen (Seite 86/87). Viele Frauen merken das schon in der ersten Phase der Schwangerschaft daran, dass sie häufiger als sonst zur Toilette müssen. Und der Druck auf die Blase wird mit der stetig größer werdenden Gebärmutter immer stärker. Manche Frau klagt dann sogar über eine nervöse Reizblase mit häufigem und zwingendem Harndrang.

Petroselinum D6

Ihre Schwachstelle ist die Harnblase: Der plötzlich einsetzende Harndrang ist oft so stark, dass Sie fürchten, die Toilette nicht mehr rechtzeitig zu erreichen. Manchmal steigern sich die Beschwerden derart, dass Sie beim Wasserlassen ein unangenehmes Brennen spüren.

> Dosierung: 3-mal täglich 5 Globuli.

Causticum D12

Bislang hatten Sie noch nie Probleme mit der Harnblase. In letzter Zeit aber beobachten Sie, dass mit fortschreitender Schwangerschaft beim Husten, Niesen, Lachen einige Urintropfen abgehen. Das passiert sogar, wenn Sie kurz zuvor auf der Toilette waren. Stress verstärkt das Ganze noch.

> Dosierung: 2-mal täglich 5 Globuli.

WICHTIG

Schwangere sollen täglich mindestens 2 bis 3 Liter Flüssigkeit trinken. Halten Sie sich daran, auch um Ihre Blase zu stärken. So wird sie gut durchspült und die Muskulatur des Organs gekräftigt. Und: Gehen Sie nicht sofort zur Toilette, wenn die Blase »drückt« – das trainiert.

Staphisagria D12

Jedes Mal, wenn Sie Sex hatten, spüren Sie am nächsten Tag Ihre Blase: Sie müssen häufig zur Toilette, meist kommt der Urin nur tropfenweise. Sie haben das Gefühl, als ob der gesamte Harnwegs- und Scheidenbereich gereizt sei. Und so beschleicht Sie das unausgesprochene Empfinden: Schade, Sie hätten gerne mehr Sex – aber die Beschwerden danach nehmen Ihnen die Lust.

> Dosierung: 2-mal täglich 5 Globuli.

> Staphisagria können Sie auch dann nehmen, wenn nach einer Katheter-Untersuchung die genannten Beschwerden auftreten.

Hoher Blutdruck

Der Blutdruck ist eine wichtige Größe und wird daher bei jedem Termin der Schwangerschaftsvorsorge kontrolliert. Normal sind Werte um 120/80 mmHg, liegen sie deutlich darüber (um 140/90 mm Hg), ist das riskant: Die Blutgefäße des Mutterkuchens (Plazenta) können geschädigt werden, und der Fötus wird nicht mehr genügend mit Sauerstoff und/oder Nährstoffen versorgt.

Während leicht erhöhter Blutdruck in den ersten Wochen der Schwangerschaft noch als harmlos gilt, kann der Anstieg ab der 20. Woche ein Hinweis auf eine sogenannte Präeklampsie (Gestose) sein – eine Erkrankung, die vom Arzt behandelt werden muss, um Risiken für Mutter und Kind zu vermeiden (Seite 45).

Wenn Sie generell mit hohem Blutdruck (Hypertonie) zu tun haben: Lassen Sie Ihre Werte vom Arzt einstellen – idealerweise schon vor der Schwangerschaft! Klären Sie mit dem Experten, welche Medikamente für das Ungeborene harmlos sind.

WICHTIG
Halten Sie sich bitte immer an die vom Arzt verordneten medizinischen Maßnahmen. Zusätzlich kann das für Sie passende homöopathische Mittel diese Maßnahmen unterstützen.

Aconitum D12

Bei der ärztlichen Untersuchung wurde bei Ihnen zwar kein dauernd erhöhter Blutdruck festgestellt, dennoch kommt es immer wieder und ganz plötzlich zu starken Tonusschwankungen: Der Blutdruck ist deutlich erhöht, Sie spüren Herzjagen, verbunden mit schmerzhaften Empfindungen, die bis in den linken Arm ausstrahlen. Typische Auslöser sind Ängste und Aufregungen.

> Dosierung: 2-mal täglich 5 Globuli.

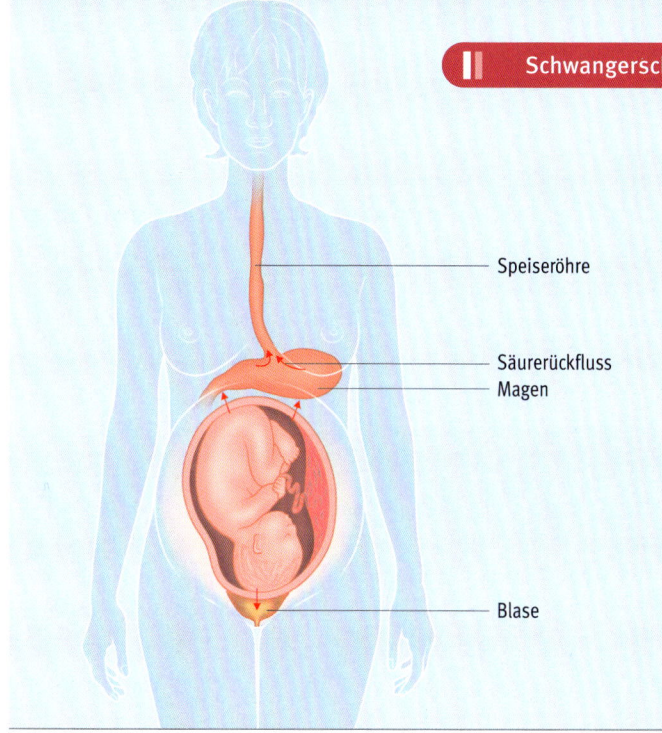

Speiseröhre

Säurerückfluss
Magen

Blase

WENN'S IM BAUCH ENG WIRD

Im letzten Drittel der Schwangerschaft legt der Fötus ordentlich an Größe und Gewicht zu. Die wachsende Gebärmutter verdrängt viele Organe im Bauchraum der Schwangeren, und das kann zu Beschwerden führen: Der Magen wird nach oben gedrückt, Magensäure kann in die Speiseröhre fließen und Sodbrennen verursachen. Auch der Druck auf die Blase wird immer größer, der Harndrang verstärkt. Ebenfalls beeinträchtigt sind der Darm und die Lungenflügel, sodass es zu Verstopfung und Kurzatmigkeit kommen kann.

Glonoinum D12

Sie spüren die Blutdruckerhöhung durch heftiges Pochen im Kopf; das Pulsieren strahlt sogar bis in die Finger aus. Zudem leiden Sie unter heftigen, klopfenden Kopfschmerzen. Ihnen ist schwindelig, Ihre Gesichtsfarbe ist entweder blass oder dunkelrot.
> Dosierung: 2-mal täglich 5 Globuli.

Lachesis D12

Bedingt durch die hormonelle Umstellung in der Schwangerschaft, hat sich bei Ihnen eine Blutdruckerhöhung eingestellt. Ihnen ist ständig zu warm, Sie schwitzen rasch. Enge Räume können Sie derzeit genauso wenig vertragen wie eng anliegende Kleidung. Sie sind ausgeprägt mitteilsam.
> Dosierung: 2-mal täglich 5 Globuli.

Niedriger Blutdruck, Schwindel

Vor allem im ersten Drittel der Schwangerschaft kommt ein niedriger Blutdruck (Hypotonie) häufig vor und kann mit Augenflimmern, Schwindel, Kopfschmerzen oder Übelkeit einhergehen.

TIPP: Wie viel Salz?
Damit alle Funktionskreise
des Organismus optimal
laufen können, empfiehlt
die Deutsche Gesellschaft
für Ernährung (DGE) einen
Salzkonsum von täglich
5 Gramm. Bei Schwangeren
mit niedrigem Blutdruck
dürfen es bis zu 9 Gramm
sein. Vermehrt salzen
müssen Sie deshalb nicht
unbedingt, weil wir über
die Nahrung ohnehin zu
viel Salz zu uns nehmen.
Speziell Wurst, Käse, Ge-
bäck, Fertiggerichte und
Konserven enthalten viel
verstecktes Salz. Wenn
Sie würzen, dann idealer-
weise mit Jodsalz, um die
eigene und die Schilddrüse
des Kindes zu stärken.

Schuld daran sind oft Schwangerschaftshormone, die den Gefäß-
widerstand reduzieren – deshalb wird das Blut mit vermindertem
Druck durch das Adernsystem gepumpt. Dabei muss der Körper
nun sogar rund zwei Liter Blut mehr als sonst bewältigen.

Heißhunger auf Salzstangen, Chips, Erdnüsse? Appetit auf Salzi-
ges kann durchaus mit einem niedrigen Blutdruck zusammen-
hängen. Denn der Körper benötigt Natriumchlorid, um den To-
nus wieder in die Höhe zu treiben – instinktiv greifen werdende
Mütter dann zu salzhaltigen Knabbereien.

Ein zu niedriger Blutdruck kann auch durch einen zu niedrigen
Eisenspiegel bedingt sein: Sollte dies bei Ihnen der Fall sein, dann
schauen Sie sich bitte vor allem Ferrum metallicum (Seite 29) an.
Schwindel meldet sich häufig morgens beim Aufstehen, wenn der
Blutdruck erst langsam hochfährt und noch nicht so mitmacht,
wenn man zu schnell aus den Federn springen will. Ein zu niedriger Blutzuckerspiegel kann Schwindel ebenso begünstigen wie
körperliche Belastung (zum Beispiel langes Stehen).

Gehen Sie zum Arzt!

Normalerweise gilt niedriger Blutdruck als gesundheitlich eher
unbedenklich. In der Schwangerschaft sollte er aber regelmäßig
vom Arzt überprüft werden – vor allem, wenn er dauerhaft niedrig ist (Werte um 90/60 mmHg). Denn von einer schlechteren
Durchblutung sind auch die Gebärmutter und der Mutterkuchen
(Plazenta) betroffen und damit die Versorgung des Ungeborenen.

Veratrum album D6

Ihr Blutdruck war schon immer eher niedrig, jetzt in der Schwangerschaft müssen Sie beim Aufstehen oder beim Stehen aufpas-
sen, dass Sie nicht umkippen. Wenn Sie sich in einer solchen Situation nicht rechtzeitig setzen, spüren Sie, wie Ihnen schwindlig
wird und der kalte Schweiß ausbricht.

> Dosierung: Bei akuten Beschwerden sofort 5 Globuli auf die
Zunge geben und im Abstand von einigen Minuten nochmals
5 Globuli und gegebenenfalls ein weiteres Mal 5 Globuli einnehmen. Danach 3-mal täglich 5 Globuli.

> Vermutlich ist Veratrum für Sie auch nach der Schwangerschaft das Richtige bei Kreislaufbeschwerden: Tragen Sie das Mittel immer bei sich und nehmen Sie es im Akutfall wie beschrieben ein.

Ferrum metallicum D12

Auch andere haben Ihnen schon gesagt, dass Sie ohne Anlass rasch die Gesichtsfarbe wechseln, mal rot, mal auffallend blass (»käsig«) sind. Ihnen wird auch schnell schwindlig, die geringste Anstrengung setzt Ihnen zu, Sie fühlen sich nicht leistungsfähig. Ihre Stimmungslage ist schnell nervös-gereizt.

> Dosierung: 2-mal täglich 5 Globuli.

> Ferrum metallicum, das homöopathische Eisen, können Sie auch nehmen, wenn die Kreislaufbeschwerden durch Eisenmangel (Seite 38) bedingt sind. Bei erniedrigtem Eisen(Fe)- und Hämoglobin(Hb)-Wert wird dadurch Eisen aus der Nahrung und aus Eisenpräparaten besser aufgenommen und verstoffwechselt.

Haplopappus baylahuen D3

Der anhaltend niedrige Blutdruck macht Ihnen zunehmend Probleme: Ihnen wird rasch schwarz vor Augen, Sie neigen zu Kreislaufschwäche, leiden unter Kopfdruck, der sich wetterbedingt noch verstärkt; das Kopfweh ist häufig mit Augenflimmern verbunden. Das Ganze drückt auch auf Ihre Stimmung. Außerdem fühlen Sie sich immer müde und unausgeschlafen.

> Dosierung: 3-mal täglich 5 Globuli.

Tabacum D12

Miefige, schlecht gelüftete Räume, langes Warten in überheizten Zimmern, langes Anstehen bei Besorgungen – dabei wird Ihnen rasch übel. Sie haben das Bedürfnis nach viel frischer Luft.

> Dosierung: 2-mal täglich 5 Globuli, im Akutfall wie bei Veratrum album (Seite 28) beschrieben.

Cocculus D6

Sie haben immer wieder Schwindelanfälle, selbst bei der geringsten Bewegung, obwohl Ihr Kreislauf stabil ist. Ursache ist Über-

---

TIPP: Auch das hilft bei niedrigem Blutdruck

> Um den Kreislauf auf schonende Weise anzukurbeln, ist sanfter Ausdauersport wie Radfahren oder Schwimmen sehr effektiv.

> Auch Wechselduschen treiben den Blutdruck in die Höhe. Wichtig: immer mit einem kalten Guss abschließen!

> Trinken Sie besonders viel. Mehr Flüssigkeit erhöht das Blutvolumen und verbessert insgesamt die Durchblutung. Optimal sind stilles Mineralwasser sowie verdünnte Obst- und Gemüsesäfte – sie sorgen für einen ausgeglichenen Elektrolyt- und Mineralstoffhaushalt.

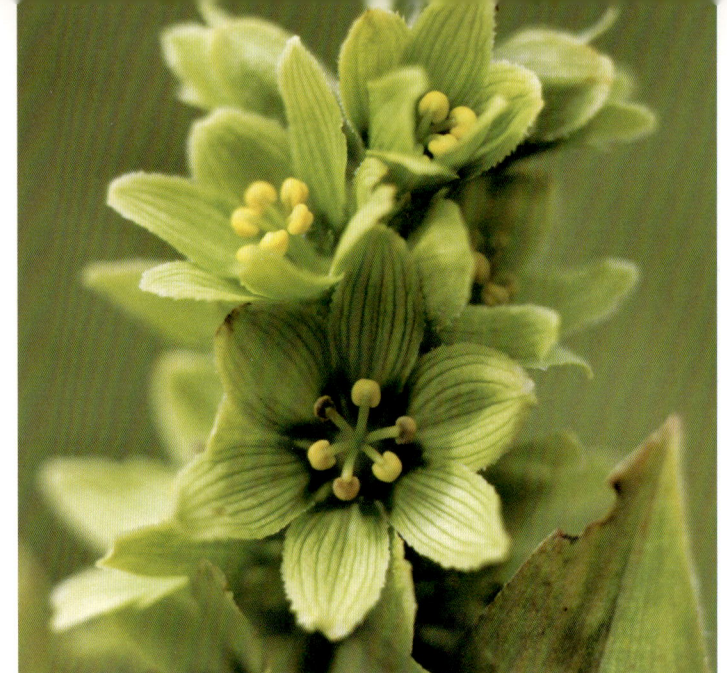

Nux vomica wird aus den Samen der Brechnuss (Strychnos nux-vomica) hergestellt. Es ist eines der ersten homöopathischen Mittel überhaupt und auch in der Schwangerschaft oft hilfreich. Wenn Sie jetzt zum Beispiel Ihre Lieblingsspeisen plötzlich nicht mehr vertragen, dann ist Nux vomica D6 ein bewährtes Mittel. Hilfreich ist es auch, wenn die Gelüste auf bestimmte Speisen Kapriolen schlagen (siehe außerdem Heißhunger, Seite 52).

forderung, meist bedingt durch mangelnden Schlaf oder unregelmäßige Nachtruhe. Sie sind zudem sehr geräuschempfindlich.

> Dosierung: 3-mal täglich 5 Globuli, im Akutfall wie bei Veratrum album (Seite 28) beschrieben.

Durchfall, Brechdurchfall

Psychische Belastung, ein Magen-Darm-Infekt, verdorbene Lebensmittel – reagiert der Körper darauf mit Durchfall, ist das zwar unangenehm, aber auch bei einer bestehenden Schwangerschaft erst mal kein Grund zur Sorge. Damit der Flüssigkeits- und Mineralstoffverlust kompensiert wird, ist es bei Durchfall und Brechdurchfall ganz besonders wichtig, viel zu trinken (etwa Mineralwasser, Saftschorle, Gemüsebrühe).

Um die Ursache abzuklären und gegensteuern zu können, sollten Sie den Weg zum Arzt antreten, wenn der Durchfall nach zwei Tagen noch nicht besser ist, wenn Sie sich sehr schwach fühlen, wenn Sie Fieber, Schmerzen oder blutigen Stuhl haben oder ein regelmäßiges Zusammenziehen der Gebärmutter spüren.

Durchfall gegen Ende der Schwangerschaft kann ein Zeichen dafür sein, dass die Geburt bevorsteht. Ehe die Wehen einsetzen, entleert der Körper den Darm, bereitet sich auf das Ereignis vor.

Nux vomica D6

Sie konnten den köstlichen Versuchungen beim Essen nicht widerstehen – doch das Menü war zu üppig oder zu spät am Abend. Es war einfach alles zu viel. Am Morgen plagt Sie nicht nur Kopfschmerz, sondern Ihnen ist auch richtig übel, eventuell mussten Sie sich auch übergeben.

> Dosierung: Am ersten und zweiten Tag 4- bis 5-mal 5 Globuli, falls die Beschwerden danach nicht besser sind, ab dem dritten Tag 3-mal täglich 5 Globuli.

Pulsatilla D6

Haben Sie zu viel Kaltes (Eis), Obst oder Fettes gegessen? Oder haben Sie zu viel durcheinandergegessen? Sie haben an dem pappigen Mundgeschmack und dem ranzigen Aufstoßen sofort erkannt, dass es Ihnen nicht gutgetan hat. Und jetzt mussten Sie sich schon mehrfach übergeben, auch der Stuhl ist weich oder durchfallartig. Obwohl es Sie nach frischer Luft drängt, frieren Sie und wollen warm eingehüllt sein.

> Dosierung: Am ersten und zweiten Tag 4- bis 5-mal, ab dem dritten Tag 3-mal täglich 5 Globuli.

Arsenicum album D12

Wahrscheinlich war eine verdorbene Fisch- oder Fleischspeise, vielleicht ein zu kaltes Getränk Ursache des heftigen Durchfalls, der flüssig wie Wasser ist. Beim Säubern brennt der After wie Feuer. Trotz Erbrechens haben Sie ein starkes Durstgefühl und wollen immer wieder einen kleinen Schluck Warmes trinken. Jeglicher Essensgeruch ekelt Sie.

> Dosierung: Am ersten und zweiten Tag 4- bis 5-mal, falls noch notwendig, ab dem dritten Tag 2-mal täglich 5 Globuli.

Veratrum album D6

Ursache könnte eine verdorbene Speise oder aber ein emotionales Ereignis sein: Sie leiden unter heftigem Brechdurchfall mit starken Bauchschmerzen. Vor allem merken Sie, dass Ihr Blutdruck »im Keller« ist: Sie sind blass, kaltschweißig und können

TIPP: Bananen, Salzstangen & Co.
Vermeiden Sie fettreiche oder schwere Kost. Um die Verdauung wieder in den Griff zu bekommen, helfen »stopfende« Lebensmittel. Salzstangen, Zwieback, Bananen oder geriebener Apfel sind leicht und führen dem Körper zudem Salz und Mineralstoffe zu.

sich nicht auf den Beinen halten, weil Ihnen sofort schwindlig und schwarz vor Augen wird.

> Dosierung: Am ersten und zweiten Tag 4- bis 5-mal, falls noch notwendig, ab dem dritten Tag 3-mal täglich 5 Globuli.

Okoubaka D3

Mögliche Ursachen sind eine Klima- oder Ernährungsumstellung, auch eine Reise oder eine Speise, die Sie nicht vertragen haben: Sie müssen ständig aufstoßen, Ihnen ist übel, und Sie haben immer wieder Durchfall mit heftigen Blähungen. Ihre Zunge hat einen dicken, weißlich-grauen Belag.

> Dosierung: Am ersten und zweiten Tag 4- bis 5-mal, ab dem dritten Tag 3-mal täglich 5 Globuli.

> Okoubaka hilft nach Abklingen eines akuten Brechdurchfalls, die Darmflora zu sanieren. Dies trifft auch zu, wenn die Darmflora durch eine Antibiotikabehandlung gestört ist. Nehmen Sie das Mittel in einer solchen Situation wenigstens drei Wochen lang ein, 3-mal täglich 5 Globuli.

> Da das Mittel übrigens auch gut für Kinder geeignet ist, gehört es in Ihre Hausapotheke!

Erkältungskrankheiten

Während einer Schwangerschaft ist das weibliche Immunsystem nicht so stark wie üblich, weshalb es sein kann, dass Sie anfälliger sind für Bakterien und Viren, für Husten, Schnupfen und Heiserkeit. Auch fiebrige Erkältungskrankheiten, die einen richtig lahmlegen, sind möglich.

Ihr Baby ist in der Gebärmutter übrigens gut geschützt vor Krankheitserregern wie beispielsweise Grippeviren, ihm kann nichts passieren. Wirklich bedenklich für das Kind können hingegen Erkältungsmedikamente sein, die Sie auf eigene Faust nehmen. Denn viele enthalten Substanzen, die die Entwicklung des Babys möglicherweise beeinträchtigen.

Wenn Sie angeschlagen sind, ist es das Beste, sich mit dem passenden homöopathischen Mittel, mit Bettruhe und unterstützt von bewährten Hausmitteln (siehe Tipp rechts) auszukurieren.

WICHTIG
Bei Fieber oder Krankheitsgefühl sollten Sie unbedingt medizinische Hilfe in Anspruch nehmen. Homöopathische Mittel können Sie auch zusätzlich zu den vom Arzt verordneten Maßnahmen einnehmen.

Tritt nach zwei, drei Tagen keine Besserung ein, können Sie sich beim (Frauen-)Arzt beraten lassen, welche medikamentösen Möglichkeiten es für Schwangere gibt.

Im Folgenden finden Sie Mittel zur Behandlung von fieberhaften Infekten, Schnupfen, Halsschmerzen und Husten. (Wenn Sie mehr zum Thema Erkältung wissen wollen: siehe Buchempfehlungen auf Seite 122.)

> Nehmen Sie das passende homöopathische Mittel bereits bei den ersten Anzeichen einer beginnenden Erkältungskrankheit.
> Fragen Sie sich, welche Beschwerden Sie am stärksten belasten – Fieber, Schnupfen, Husten, Heiserkeit –, und wählen Sie danach unter dem entsprechenden Stichwort das passende Mittel aus.
> Wenn sich die Beschwerden im Verlauf der Erkrankung ändern, dann prüfen Sie bitte erneut, ob das Mittel noch angezeigt ist, und wechseln Sie gegebenenfalls zu einer anderen, besser passenden Arznei.

Fieberhafter Infekt
Belladonna D6

Sie spüren, dass sich ein Infekt anbahnt, oder er hat bereits zugeschlagen: Ihnen ist heiß, das Gesicht ist gerötet, auch klopfende Kopfschmerzen können auftreten. Im weiteren Verlauf beginnen Sie zu schwitzen. Sie können überhaupt keine Helligkeit oder große Lautstärke vertragen und müssen sich hinlegen.

> Dosierung: Am ersten und zweiten Tag 4- bis 5-mal, gegebenenfalls am dritten Tag 3-mal täglich 5 Globuli.
> Oft ist Belladonna nur in den ersten Stunden oder am ersten und zweiten Tag nötig – eventuell ist dann ein anderes Mittel angezeigt.

Gelsemium D6

Sie sind sehr müde und wollen einfach nur schlafen. Sie haben ein dunkelrotes Gesicht, fühlen sich wie betäubt, sind kraftlos und zittrig. Fließschnupfen, Halsweh und Husten sind weitere Begleiterscheinungen. Ursache ist meist eine »Sommergrippe«, zumal Sie auch keine Wärme vertragen können. Auslöser kann

TIPP: Viel trinken, viel Vitamin C

> Trinken Sie reichlich, am besten warmen Tee, der von innen schön wärmt. Bei Fieber verbraucht der Körper mehr Flüssigkeit. Für jedes Grad über 37 °C sollte man ½ bis 1 Liter Flüssigkeit trinken. Hagebuttentee enthält übrigens viel Vitamin C.
> Eine »Heiße Zitrone« gibt dem Körper einen extra Vitamin-C-Stoß. Das Vitamin ist jedoch hitzeempfindlich: Lassen Sie heißes Wasser auf Trinktemperatur abkühlen, geben Sie den frisch gepressten Zitronensaft zu, süßen Sie bei Bedarf mit Honig.
> Weitere gute Vitamin-C-Lieferanten sind Sanddorn, Schwarze Johannisbeere, Acerolakirsche und Kiwi.

auch emotionale Überforderung sein, zum Beispiel aufgrund eines Untersuchungsergebnisses oder des näher rückenden Geburtstermins.

> Dosierung: Am ersten und zweiten Tag 4- bis 5-mal, ab dem dritten Tag 3-mal täglich 5 Globuli.

Eupatorium perfoliatum D6

Knochen, Gelenke und der gesamte Rücken schmerzen. Sie fühlen sich wie zerschlagen. Dabei läuft die Nase, der Hals kratzt, ein trockener Reizhusten beginnt, und die Augen tun weh. Dabei ist Ihnen auch noch übel, sogar galliges Erbrechen kann auftreten. Fieber und Schüttelfrost kommen hinzu. Ursache ist oft kaltes, feuchtes Wetter.

> Dosierung: Am ersten und zweiten Tag 4- bis 5-mal, ab dem dritten Tag 3-mal täglich 5 Globuli.

Ferrum phosphoricum D6

Merkwürdig: Sie sind krank, haben Fieber, und trotzdem fühlen Sie sich kaum beeinträchtigt. Die Nase läuft, auch die Ohren tun weh, und Sie spüren die geschwollenen Lymphknoten am Hals. Auffallend ist die rasch wechselnde rote/blasse Gesichtsfarbe.

> Dosierung: Am ersten und zweiten Tag 4- bis 5-mal, ab dem dritten Tag 3-mal täglich 1 Tablette (Globuli sind erst ab D12 erhältlich).

Schnupfen

Allium cepa D6

Die Nase fließt stark (»wie ein Brünnlein«), das Einatmen tut weh, die Nasenlöcher sind wund vom Naseputzen. Ihre Augen tränen, und die Stimme klingt rau.

> Dosierung: Am ersten und zweiten Tag 4- bis 5-mal, ab dem dritten Tag 3-mal täglich 5 Globuli.

Nux vomica D6

Sie haben sich sehr wahrscheinlich verkühlt oder standen unter Stress: Die Nase läuft, oft ist eine Hälfte komplett zu. Besonders

TIPP: Salz für Nase & Hals

> Halsschmerzen können Sie in Schach halten, indem Sie mit Salzwasser gurgeln. Es sorgt dafür, dass die Schleimhaut abschwillt, und wirkt zudem desinfizierend. Einfach 1 Teelöffel Salz in 1 Glas warmem Wasser auflösen.
> Eine tägliche Nasenspülung beugt Erkältungen vor und hilft auch, einen Schnupfen zu vertreiben: Lösen Sie 9 Gramm Salz (etwa 1 Teelöffel) in 1 Liter Wasser auf – so erhalten Sie eine physiologische Kochsalzlösung (physiologisch, weil der Salzgehalt mit 0,9 Prozent genau dem des Blutes entspricht). Füllen Sie die Salzlösung in ein spezielles Kännchen (aus der Apotheke), neigen Sie den Kopf zur Seite, gießen Sie Wasser in ein Nasenloch und lassen Sie es zum anderen wieder hinauslaufen, dann umgekehrt. Atmen Sie dabei durch den Mund.

unangenehm ist es abends beim Einschlafen, wenn beide Nasenhälften dicht sind und Sie deshalb nur noch durch den Mund atmen können.

> Dosierung: Am ersten und zweiten Tag 4- bis 5-mal, ab dem dritten Tag 3-mal täglich 5 Globuli.

Luffa D6

Schon morgens müssen Sie sich kräftig räuspern oder abhusten. Tagsüber löst sich der zähflüssige, oft auch verfärbte Schleim aus der Nase nur mühsam. In der Nase bilden sich Krusten. Sie haben (Stirn-)Kopfschmerzen, fühlen sich nicht leistungsfähig.

> Dosierung: Am ersten und zweiten Tag 4- bis 5-mal, ab dem dritten Tag 3-mal täglich 5 Globuli.

Halsschmerzen und Heiserkeit

Ammonium bromatum D6

Der Hals tut Ihnen weh; die Stimme klingt rau und heiser. Sie hüsteln, und es stellt sich immer mehr ein regelrechter trockener Reizhusten ein. Sie kennen das: Im Hals beginnt der Infekt, in den Bronchien endet er.

> Dosierung: Am ersten und zweiten Tag 4- bis 5-mal, ab dem dritten Tag 3-mal täglich 5 Globuli.

Phytolacca D6

Kratziger Hals, beginnende Schluckbeschwerden, Halsweh, das bis in die Ohren ausstrahlen kann, und allmählich schmerzende Halslymphknoten: So ist der typische Verlauf, wenn Sie nicht frühzeitig gegensteuern.

> Dosierung: Am ersten und zweiten Tag 4- bis 5-mal, ab dem dritten Tag 3-mal täglich 5 Globuli.

Husten

Bryonia D6

Sie haben einen starken, trockenen Husten, jeder Hustenstoß verursacht stechende Schmerzen. Der gesamte Kopf, der Brustkorb und der Bauch tun weh. Sie haben ungewöhnlich großen Durst und wollen möglichst Kaltes trinken.

> Dosierung: Am ersten und zweiten Tag 4- bis 5-mal, ab dem dritten Tag 3-mal täglich 5 Globuli.

Rumex D6

Sie können kaum Atem holen oder sprechen: Dieser ständige Kitzelhusten wird dadurch immer nur noch weiter gesteigert. Es ist, als würden Sie hinter dem Brustbein mit einer Feder gekitzelt. Trotz des Hustens löst sich kaum Schleim.

> Dosierung: Am ersten und zweiten Tag 4- bis 5-mal, ab dem dritten Tag 3-mal täglich 5 Globuli.

Sticta D6

Anfänglich hatten Sie einen Fließschnupfen, der zunehmend zähflüssig und gelblich wurde. Jetzt entwickelt sich ein bellender, stark verschleimter Husten. Der Rachen ist eher trocken, oft mit Schluckbeschwerden verbunden.

> Dosierung: Am ersten und zweiten Tag 4- bis 5-mal, ab dem dritten Tag 3-mal täglich 5 Globuli.

Coccus cacti D6

Der Husten ist krampfartig und stark verschleimt. Die Verschleimung verursacht ein zähes Gefühl (wie ein Faden) in Hals und

---

TIPP: Inhalation

Bei Husten, Schnupfen und verstopfter Nase hilft zusätzliches Inhalieren sehr gut: 1 bis 2 Tropfen Eukalyptusöl (Eucalyptus globulus oder radiata), Cajeput- oder Pfefferminzöl in einen Topf mit kochend heißem Wasser geben, mit einem Handtuch über dem Kopf etwa 5 Minuten den Dampf einatmen. Die Inhaltstoffe der ätherischen Öle und der Dampf helfen, den Sekretstau in Bronchien, Nase und Nebenhöhlen zu lösen, und unterstützen damit die Wirkung der empfohlenen homöopathischen Mittel.

Rachen. Sie würgen, um den Schleim rauszukriegen. Wenn Sie die Zähne putzen, müssen Sie husten und sich lauthals räuspern.
> Dosierung: Am ersten und zweiten Tag 4- bis 5-mal, ab dem dritten Tag 3-mal täglich 5 Globuli. Übrigens ist das Mittel auch ein sehr bewährter Schleimlöser für (Klein-)Kinder.

Erschöpfung, Müdigkeit

Während einer Schwangerschaft ist alles im Umbruch – der Körper verändert sich und arbeitet auf Hochtouren, um sich auf den neuen Zustand einzustellen. Besonders in den ersten drei Monaten spüren Schwangere diese Anpassungsarbeit des Organismus. Sie fühlen sich häufig ausgelaugt und überfordert, sind sehr müde und rasch erschöpft. Um sich regenerieren zu können, ist es wichtig, regelmäßige Erholungspausen einzulegen.

Acidum phosphoricum D12

Als Ihnen klar wurde, dass Sie schwanger sind, haben Sie förmlich resigniert. Schon bislang haben Ihnen die Lebensumstände zu viel abverlangt. Deshalb können Sie sich jetzt auch nicht wirklich freuen, sondern Sie fühlen sich innerlich leer. Auch fehlen Ihnen die körperlichen Kräfte, um alles durchstehen zu können.
> Dosierung: 2-mal täglich 5 Globuli.

Ambra D6

Sie wissen, dass Sie zur Schwarzmalerei neigen, und leiden darunter. Obwohl Ihnen bei den Untersuchungsterminen stets bestätigt wird, dass die Schwangerschaft völlig normal verläuft, kommt immer wieder die Sorge auf, ob denn auch alles gut gehen wird.
> Dosierung: 3-mal täglich 5 Globuli.

Cocculus D12

Sie versorgen momentan ein krankes Familienmitglied, und Sie schlafen keine Nacht durch. Auch tagsüber finden Sie keine Ruhepause, um auftanken zu können. Der gestörte Schlafrhythmus zehrt an Ihren Kräften; Ihnen wird immer wieder schwindlig.
> Dosierung: 2-mal täglich 5 Globuli.

KRAFT SCHÖPFEN DURCH ENTSPANNEN

So bringen Sie die Gedanken zur Ruhe und mobilisieren neue Energie:
> Legen Sie sich flach auf den Rücken – die Arme locker neben den Körper, Handflächen nach oben, die Beine entspannt, Fußspitzen nach außen.
> Augen schließen, ruhig und tief atmen, Anspannung loslassen: Lassen Sie Ihren ganzen Körper »in den Boden sinken«.
> Stellen Sie sich nun eine Treppe mit zehn Stufen vor, die Sie hinuntergehen. Auf jeder Stufe bleiben Sie kurz stehen und fühlen, wie Sie immer gelassener und ruhiger werden. Unten auf Stufe zehn ist die Entspannung am größten. Hier verweilen Sie ein bisschen.
> Zum Abschluss strecken und dehnen Sie sich sanft.

MIT DEM BAUCH WÄCHST DER EISENBEDARF

Um wachsen und sich entwickeln zu können, braucht ein Fötus viele »Baustoffe«, die er sich über die Nabelschnur von seiner Mutter holt. So benötigt er beispielsweise für die Blutbildung Folsäure, Vitamin C, Aminosäuren und ganz besonders Eisen – vor allem in der zweiten Hälfte der Schwangerschaft ist der Bedarf erhöht.

Die werdende Mutter merkt das oft daran, dass sie sich antriebslos und müde fühlt, blass und unkonzentriert ist. Schließlich braucht sie auch selbst Eisen für die Bildung der eigenen roten Blutkörperchen. Denn diese sind dafür zuständig, Sauerstoff von der Lunge zu den Zellen zu transportieren, sind also eng verknüpft mit dem Energiehaushalt.

Bei den Vorsorgeuntersuchungen misst die Hebamme oder der Frauenarzt den Eisenwert im Blut und kann bei niedrigen Werten ein Eisenpräparat verschreiben. Nehmen Sie zusätzlich Ferrum metallicum D12 (Seite 29).

> Um den erhöhten Eisenbedarf zu decken, kann auch die richtige Ernährung helfen. Besonders reich am wichtigen Mineralstoff sind Fisch und mageres Fleisch, Gemüse (grüne Sorten wie Brokkoli, Feldsalat, aber auch Kohlrabi, Paprika, Fenchel, Karotten), Hülsenfrüchte und Vollkornprodukte.

Nux vomica D12

Trotz voranschreitender Schwangerschaft sind Sie weiterhin voll berufstätig mit engen Zeitfenstern und vielen Terminen (oft auch abends, verbunden mit Geschäftsessen). Morgens fühlen Sie sich unausgeschlafen, weshalb Sie tagsüber auf Ihre gewohnten Muntermacher nicht verzichten können.

> Dosierung: 2-mal täglich 5 Globuli.

Drohende Frühgeburt

Natürlich ist es der Wunsch jedes werdenden Elternpaares, dass alles optimal verläuft und das Baby nach einer schönen Schwangerschaft reif geboren wird, also zum errechneten Termin. Nicht zuletzt sind es die Vorsorgeuntersuchungen, die mithelfen, das zu gewährleisten. Dennoch enden rund sechs Prozent aller Schwangerschaften mit einer Frühgeburt – das Baby kommt vor der 37. Woche zur Welt, meist mit einem Gewicht von weniger als 2500 Gramm. Bestimmte Faktoren können eine verfrühte Geburt begünstigen – dazu gehören starke psychische und körperliche Belastungen, Dauerstress, Alkohol-, Drogen- und Nikotinkonsum, Diabetes oder Scheideninfektionen. Auch bei Frauen, die Mehrlinge erwarten oder die bereits eine Fehl- oder Frühgeburt erlitten haben, ist das Risiko erhöht.

Besteht der Verdacht auf eine Frühgeburt (siehe Kasten unten), sollten Frauenarzt oder Hebamme die Schwangere in eine Klinik einweisen – idealerweise mit einer angeschlossenen Station für Früh- und Neugeborene. In der Regel wird dort bei Wehentätigkeit und eröffnetem Muttermund das Becken der Schwangeren hochgelagert, außerdem gibt man sogenannte Tokolytika, wehenhemmende Medikamente. Auch eine Cerclage (oder Zervix-Umschlingung) ist bei einer drohenden Frühgeburt möglich: Der Muttermund wird mit einer kleinen Naht verschlossen.

Aconitum D12

Leider haben Sie eine negative Nachricht gehört oder etwas Negatives erlebt, das Sie sehr erschreckt hat. Sie stellen fest, dass sich Blut aus Ihrer Scheide abgesondert hat. Urplötzlich überkommen Sie große Ängste, Sie zittern am ganzen Körper.

> Dosierung: Im Akutfall sofort 5 Globuli lutschen – auch wenn Sie keine D12, sondern nur eine andere Potenz zur Hand haben.

> Das ist eine Erste-Hilfe-Maßnahme. Lassen Sie sich möglichst ohne Hektik zum Frauenarzt bringen. Er wird Sie in Ruhe untersuchen und Ihnen erklären, wie die Situation für Sie und Ihr Kind aussieht.

Sabina D6

Sie waren wegen einer Blutung bereits in frauenärztlicher Untersuchung. Die Blutung ist hellrot, flüssig oder aber vermengt mit

WICHTIG

Bei folgenden Anzeichen sollten Sie Ihre Hebamme oder Ihren Frauenarzt aufsuchen:

> Brennen beim Wasserlassen
> Schmierblutungen
> Starker, übel riechender Ausfluss
> Vorzeitige Wehen mit ziehenden Rückenschmerzen, einem hart werdenden Unterbauch, starken menstruationsähnlichen Beschwerden

Geht Fruchtwasser ab, müssen Sie sofort in die Klinik! Wichtig: Ist das Köpfchen des Kindes noch nicht fest im Becken verankert (das geschieht in der Regel um die 36. Woche), bitte unbedingt flach hinlegen und vom Notarzt abholen lassen!

dunkelrotem, klumpigem Blut. Da sie bei Bewegung auftritt und sich verstärkt, wurde Ihnen strikte (Bett-)Ruhe verordnet.

> Dosierung: 3-mal täglich 5 Globuli.

> Das Mittel ist vor allem angezeigt, wenn Blutungsneigung besteht oder eine Blutung in der Frühschwangerschaft auftritt.

Kalium carbonicum D12

Typische Hinweise auf dieses Mittel sind ein allgemeines Schwächegefühl, Schwitzen bei der geringsten Anstrengung und zunehmende Rückenschmerzen, die bis in die Oberschenkel ausstrahlen können. Wärme und Massagen lassen die Schmerzen erträglich werden. Oft erwachen Sie nachts in der Zeit zwischen 2.00 und 4.00 Uhr.

> Dosierung: 2-mal täglich 5 Globuli.

Helonias dioica D6

Ihnen wurde gesagt, dass Ihre Schwangerschaft »nicht ganz einfach sei« und die Möglichkeit zu einer Fehlgeburt bestehe. Sowohl die Blutzuckerwerte als auch der Eiweißgehalt im Urin sind an der oberen Grenze und müssen deshalb häufiger kontrolliert werden. Allgemein fühlen Sie sich überlastet.

> Dosierung: 3-mal täglich 5 Globuli.

> Helonias dioica ist in einer solchen Situation ein bewährtes Mittel zur Kräftigung der Gebärmutter.

Hämorrhoiden

Progesteron und Relaxin heißen die Hormone, die dafür sorgen, dass sich in der Schwangerschaft sämtliche Muskeln und Gewebe entspannen und damit die Voraussetzung schaffen, dass das Baby im Bauch heranwachsen kann. Zusätzlich sorgen Wassereinlagerungen und das steigende Gewicht dafür, dass Blutgefäße und Bindegewebe stark belastet werden. Weil dann häufig der Blutrückfluss beeinträchtigt ist, haben viele Frauen Probleme mit Krampfadern (Seite 54) an den Beinen, aber auch mit Hämorrhoiden. Denn diese Knötchen am After sind ebenfalls Stauungen, die durch eine Gewebsschwäche entstehen. Hinzu kommt, dass die schlechtere Durchblutung des Darms ihre Bildung begünstigt. Manche Frauen bekommen auch durch das Pressen bei der Geburt Beschwerden mit Hämorrhoiden.

Die Symptome sind meist Juckreiz, helles Blut und Schmerzen beim Stuhlgang. Vielen Menschen ist es unangenehm, über das Thema zu sprechen – doch wer in der Schwangerschaft und danach mit Hämorrhoiden zu tun hat, sollte diese ohne falsche Scheu vom Frauenarzt untersuchen lassen. Sie können entscheiden, ob man medikamentös behandelt (mit Salben oder Zäpfchen) oder ob die Blutgefäßpolster verödet werden.

Collinsonia canadensis D6

Eigentlich haben Sie mit Hämorrhoiden und der Verdauung keine Probleme. Jetzt in der Schwangerschaft jedoch ist der Stuhl unregelmäßig und hart. Seither leiden Sie auch unter schmerzenden und blutenden Hämorrhoiden. Beim Stuhlgang haben Sie Schmerzen (wie von einem Splitter), es brennt und juckt.

> Dosierung: 3-mal täglich 5 Globuli.

Aesculus D6

Im Laufe der Schwangerschaft machen die Hämorrhoiden immer mehr Beschwerden. Inzwischen spüren Sie die schmerzhaften Knötchen wie einen Fremdkörper. Auch Ihre Venenbeschwerden werden stärker: Die Krampfadern treten immer deutlicher hervor, und vor allem zum Abend hin nimmt das Schweregefühl in den Beinen zu. Gleichzeitig machen sich Rückenschmerzen verstärkt bemerkbar.

> Dosierung: 3-mal täglich 5 Globuli.

Hamamelis D6

Sie haben ganz akute Beschwerden: Jeder Stuhlgang ist schmerzhaft und quälend, jedes Mal zeigen sich Blutspuren. Die Analhygiene ist sehr schmerzhaft. Ihr Arzt hat festgestellt, dass die Hämorrhoiden stark entzündet sind.

> Dosierung: Am ersten und zweiten Tag 4- bis 5-mal, ab dem dritten Tag 3-mal täglich 5 Globuli.

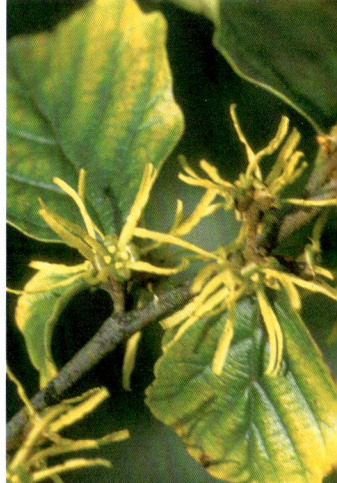

Die Zaubernuss oder Hamamelis ist eine der wenigen einheimischen Pflanzen, die im Winter blühen. Ihre Blätter helfen bei Hautverletzungen und -entzündungen, bei Krampfadern und Hämorrhoiden. Das homöopathische Mittel wird aus der Rinde von Wurzeln und Zweigen hergestellt. Mit Hamamelis-Salbe und -Zäpfchen (Apotheke) können Sie zum Beispiel bei Neigung zu Hämorrhoiden den Beschwerden sehr wirksam vorbeugen.

Harnwegsinfekt

Er ist lästig, häufig schmerzhaft und wird zumeist durch eine bakterielle Infektion verursacht. Rund 60 Prozent aller Frauen leiden mindestens einmal im Leben an einer Blasenentzündung. Schwangere kann es sogar häufiger treffen: Weil die Gefäße der Harnleiter hormonell bedingt weiter gestellt sind, können krank machende Keime leichter in die Blase dringen. Außerdem drückt der immer größer werdende Babybauch zunehmend auf das Organ und kann Harnstauungen verursachen – Bakterien können sich dann leichter vermehren.

Starker Harndrang, brennende Schmerzen beim Wasserlassen sowie Blut im Urin sind klassische Anzeichen für eine Entzündung. Für werdende Mütter kann ein Blaseninfekt riskant sein, wenn Bakterien in die Gebärmutter wandern und dort eine weitere Entzündung verursachen. Diese kann Wehen auslösen und schlimmstenfalls zu einer Frühgeburt führen.

Um das Risiko zu vermeiden, sollten Sie bei Verdacht auf einen Harnwegsinfekt und bei oben genannten Symptomen sofort zum Frauenarzt gehen.

Cantharis D6

Sie spüren (schon wieder) zunehmende Schmerzen im Blasenbereich, die sich ins Unerträgliche steigern können. Das Brennen verstärkt sich während und nach dem Wasserlassen. Sie müssen häufig zur Toilette – jedes Mal kommt jedoch nur wenig Urin.

> Dosierung: 3-mal 5 Globuli im Abstand von 15 Minuten, danach stündlich einnehmen, am zweiten Tag alle 2 Stunden, ab dem dritten Tag 3-mal täglich 5 Globuli.

Dulcamara D6

Sie haben sich eindeutig verkühlt. Entweder haben Sie die nasse Badebekleidung nicht gewechselt, oder Sie haben zu lange im kalten Luftzug gesessen. Auch ein Wetterwechsel kann die Ursache für Ihre Beschwerden sein. Sie gehen wegen des Harndrangs häufig zur Toilette, wobei nur wenig Urin kommt. Eigentlich wissen Sie um Ihre Infektanfälligkeit.

TIPP: Auch das hilft!

> Achten Sie darauf, viel zu trinken, um die Blase durchzuspülen.

> Warten Sie nicht, bis der Harndrang sehr groß ist! Gehen Sie besser möglichst häufig zur Toilette – so werden die Keime aus den Harnwegen gespült und können sich nicht vermehren.

> Verzichten Sie auf parfümierte Intimlotionen oder -sprays. Diese können die Haut reizen und die gesunde Scheidenflora schwächen – Keime haben dann ein leichtes Spiel.

> Dosierung: 3-mal 5 Globuli im Abstand von 15 Minuten, danach stündlich einnehmen, am zweiten Tag alle 2 Stunden, ab dem dritten Tag 3-mal täglich 5 Globuli.

Solidago virgaurea D3

Die akute Phase des Harnwegsinfekts ist abgeklungen. Sie spüren dennoch, dass das Ganze »noch nicht in Ordnung ist«. Sie haben kaum Harndrang, der Urin ist entweder dunkel oder hell.

> Dosierung: 3-mal täglich 5 Globuli.
> Nach einem akuten Harnwegsinfekt ist es empfehlenswert, Solidago noch 14 Tage lang zur Ausheilung einzunehmen.

Juckreiz der Haut

Die Haut – unser größtes Organ – reagiert sensibel auf jede Veränderung, auch auf die Einflüsse und Belastungen einer Schwangerschaft. Wenn die Haut trockener ist als normal, wenn sie juckt und brennt, manchmal sogar gerötet und schuppig ist, spricht man vom Schwangerschaftsjuckreiz, der meist ab der 20. Woche auftritt und nach der Geburt schnell wieder verschwindet. Neben der Überdehnung der Haut (vor allem am Bauch können die Symptome stark sein) sorgt häufig die veränderte Hormonsituation für Juckreiz, der nur punktuell, aber auch am ganzen Körper auftreten kann. Manchmal ist ein Kalziummangel oder eine Gallen- oder Leberstörung für die Beschwerden verantwortlich, weshalb Sie sie vorsichtshalber vom Arzt abklären lassen sollten.

Dolichos pruriens D6

Eigentlich ist Ihrer Haut nichts anzusehen, und trotzdem leiden Sie unter starkem Juckreiz: Sie könnten sich andauernd kratzen. Erste Kratzspuren sind auch schon zu sehen.

> Dosierung: 3-mal täglich 5 Globuli.

Carduus marianus D6

Obwohl Sie keinen Hautausschlag haben, plagt Sie dieser schwangerschaftsbedingte Juckreiz. Insgesamt haben Sie sowieso eine eher trockene Haut.

TIPP

> Trinken Sie viel stilles Wasser – das trägt erfahrungsgemäß zur Linderung des Hautjuckens bei.
> Essen Sie mild, vermeiden Sie stark gewürzte oder fettreiche Speisen.

> Dosierung: 3-mal täglich 5 Globuli.

> Carduus marianus sollten Sie vor allem dann wählen, wenn Sie gleichzeitig an Hämorrhoiden (auch mit Verstopfungsneigung) sowie Venenbeschwerden leiden. Dieses Mittel hat einen starken Bezug zur Leber: Aus naturheilkundlicher Sicht gibt es einen Zusammenhang zwischen den Organen Leber und Haut.

Cardiospermum D6

Sie kannten das Hautjucken bereits vor der Schwangerschaft, denn Sie leiden immer wieder oder anhaltend unter Hautausschlag, der Sie auch mit starkem Juckreiz plagt.

> Dosierung: 3-mal täglich 5 Globuli.

> Cardiospermum bewährt sich bei stark juckenden Ekzemen, auch bei Neurodermitis. Für eine zusätzliche äußerliche Behandlung tragen Sie Cardiospermum-Salbe (aus der Apotheke) mehrmals täglich dünn auf die betroffenen Stellen auf und massieren sie leicht ein. Starkes Reiben verstärkt den Juckreiz!

Schmerzhafte Kindsbewegungen

Um die 18. bis 20. Schwangerschaftswoche können Sie allmählich die Bewegungen Ihres Kindes spüren. Dieser erste Kontakt ist ein besonderes Erlebnis und fühlt sich anfangs so zart an wie ein Schmetterlingsflattern. Doch mit zunehmender Größe des Babys, mit seiner wachsenden Kraft und angesichts des Platzmangels im Bauch können die Purzelbäume und das Strampeln bisweilen schmerzhaft sein. Schließlich wird der gesamte Bauch bis unter den Rippenbogen als »Tummelplatz« genutzt. Viele Frauen haben dann auch Probleme mit den sogenannten Mutterbändern, an denen die Gebärmutter im weiblichen Becken verankert ist. Je weiter die Schwangerschaft fortgeschritten ist, desto stärker werden diese Bänder gedehnt – schmerzhaftes Zerren und Ziehen im Unterbauch sind Symptome für die starke Beanspruchung.

Bellis perennis D6

Sie spüren die intensiven Bewegungen Ihres Kindes, die teilweise so heftig sind, dass Ihnen Ihr Bauch regelrecht wehtut. Inzwi-

---

TIPP: So beugen Sie Juckreiz vor

> Verzichten Sie auf Seife, sie trocknet die Haut nur zusätzlich aus. Besser sind alkalifreie Syndets, die rückfettende Bestandteile enthalten (aus der Apotheke).

> Wenn Sie eine Körperlotion benutzen, dann nehmen Sie eine harnstoffhaltige Variante.

> In puncto Kleidung sollten Sie auf weite, luftige Schnitte achten sowie auf natürliche Fasern wie Seide und Baumwolle.

schen haben Sie sogar das Gefühl, innerlich wie wund zu sein.

> Dosierung: 3-mal täglich 5 Globuli (und bei Bedarf).

Helonias dioica D6

Der Arzt hat Ihnen gesagt, dass Sie während der Schwangerschaft wegen Ihrer Niere und des Stoffwechsels besonders auf sich achten müssen – nun hören Sie noch mehr in sich hinein, was verständlich ist. Und Sie achten natürlich auf die Bewegungen Ihres Kindes: Werden diese zu heftig, reagieren Sie fast panisch, dass »etwas nicht stimmen könnte«.

> Dosierung: 3-mal täglich 5 Globuli (und bei Bedarf).

Silicea D12

Sie sind eher von schlanker Statur, gelegentlich sagt man Ihnen sogar, dass Sie zerbrechlich wirken. Gleichzeitig schwingt immer der Unterton mit: Überanstrengen Sie sich körperlich nicht, sonst könnte es eine Frühgeburt werden! Und Sie haben mit zunehmendem Wachstum Ihres Babys nicht nur vermehrt Rückenprobleme, sondern Sie empfinden auch die Kindsbewegungen als sehr schmerzhaft.

> Dosierung: 2-mal täglich 5 Globuli (und bei Bedarf).
> Silicea ist ein wichtiges Mittel für Frühgeborene zur Stabilisierung ihrer Konstitution, die ihnen »in die Wiege gelegt« wurde. Lesen Sie dazu bitte ab Seite 119 »Babys Entwicklung«.

Die ersten zarten Bewegungen des Fötus kann man etwa ab der 20. Woche spüren – als habe man einen kleinen Schmetterling oder Goldfisch im Bauch. Schwangere, die bereits geboren haben, bemerken es meist schon etwas eher. Mit der Zeit kann das Zappeln, Turnen und Boxen ganz schön heftig werden und wehtun.

Präeklampsie (Gestose)

Erbliche Veranlagung, Diabetes, Nierenprobleme – über die Ursachen rätselt die Forschung noch, die Symptome einer Präeklampsie (auch Schwangerschaftsvergiftung, hypertensive Erkrankung oder Gestose genannt) hingegen kennt man: Bei dieser Erkrankung steigen neben dem Blutdruck auch die Eiweißwerte im

Urin, die werdende Mutter nimmt außerdem recht schnell an Gewicht zu. Etwa eine von zehn Schwangeren entwickelt ab der 20. Woche diese Beschwerden, die – sofern sie rechtzeitig erkannt werden – gut und ohne Risiken zu behandeln sind.

Weil bei der Schwangerschaftsvorsorge routinemäßig der Blutdruck und der Urin gecheckt werden, behalten der Frauenarzt oder die Hebamme die Werte im Blick. Denn bleibt eine Präeklampsie unentdeckt, kann das für Mutter und Kind gefährlich werden. Schäden an Nieren, Leber, Gehirn und Mutterkuchen (Plazenta) können entstehen.

Apis mellifica D 12

Sie waren bereits bei der frauenärztlichen Untersuchung, da Ihre Beine täglich dicker wurden, sich schwer anfühlen und Sie ein unangenehmes Spannungsgefühl spüren. Auch die Hände können wie aufgedunsen aussehen, wobei die Beweglichkeit der Finger eingeschränkt ist. Am liebsten würden Sie kaltes Wasser über Hände und Beine laufen lassen.

> Dosierung: Am ersten und zweiten Tag 4- bis 5-mal, ab dem dritten Tag 2-mal täglich 5 Globuli.

Solidago virgaurea D 3

Bereits vor der Schwangerschaft hatten Sie immer mal wieder leicht angeschwollene Beine, und Ihnen wurde geraten, Ihre Nierenfunktion zu stärken. Zudem sind bei Ihnen schon mehrfach Harnwegsinfekte aufgetreten.

> Dosierung: 3-mal täglich 5 Globuli.

> Solidago virgaurea ist ein wichtiges Mittel zur Anregung und Stärkung der Nierenfunktion; es leitet verstärkt Giftstoffe aus dem Körper. Deshalb ist Solidago bewährt zur Nachbehandlung eines Harnwegsinfekts (Seite 43), zumal wenn dieser mit einem Antibiotikum behandelt wurde.

Helonias dioica D 6

Sie haben Rückenschmerzen auf Höhe der Nieren. Eventuell wurde sogar festgestellt, dass Ihr Urin Eiweiß enthält. Auch der

---

KAFFEE & CO.

Koffein gelangt ungefiltert in den Blutkreislauf des Fötus. Der kleine Körper braucht etwa 20-mal länger als ein Erwachsener, um Koffein abzubauen, und die Wirkung ist stärker. Trinken Sie auch deshalb nicht mehr als zwei Tassen pro Tag, weil Reizstoffe im Kaffee die Produktion der Magensäure erhöhen und zu Sodbrennen führen können. Alternativen sind Getreidekaffees aus Malz oder Zichorie. Schwarzer oder grüner Tee ist ebenfalls ungünstig: Er enthält nicht nur Koffein, sondern hemmt auch die Eisenaufnahme (Seite 38). Trinken Sie besser Rotbusch- oder Kräutertee.

Blutzuckerspiegel ist nicht mehr im Normbereich. Sie spüren Ihre körperlichen Grenzen. Und möglicherweise kam es schon einmal zu einer Fehlgeburt.

> Dosierung: 3-mal täglich 5 Globuli.

> Helonias dioica ist ein bewährtes Mittel bei Stoffwechselstörungen in der Schwangerschaft. Es unterstützt die ärztliche Behandlung: Nehmen Sie es frühzeitig ein, vor allem dann, wenn bei Ihnen Nieren- und Blutzuckerwerte ab sofort häufig kontrolliert werden müssen.

Rücken- und Ischiasschmerzen

Im Bauplan des menschlichen Körpers ist der Rücken die größte Schwachstelle. Jeder Zweite kennt es aus eigener Erfahrung, wenn sich das Gerüst aus Wirbelkörpern, Bandscheiben und Muskeln schmerzhaft bemerkbar macht.

Auch werdende Mütter haben häufig Probleme mit Rückenschmerzen, vor allem im letzten Drittel der Schwangerschaft, wenn der Kopf des Kindes gegen das Kreuzbein drückt und der wachsende Bauch die Wirbelsäule immer mehr ins Hohlkreuz zwingt. Dies wiederum überanstrengt die Muskulatur und kann Rückenschmerzen verursachen. Auch der Ischiasnerv kann unter der Belastung wehtun.

Ein weiterer Grund für Beschwerden sind die Schwangerschaftshormone: Sie lockern die Gewebe und Gelenke wie etwa das Iliosakralgelenk zwischen dem Darm- und Kreuzbein – das macht das gesamte System instabiler und muss durch zusätzliche Muskelarbeit ausgeglichen werden.

Um Muskeln und Bänder zu trainieren und auf die größer werdende Belastung optimal vorzubereiten, sollte man zeitig in

---

TIPP: Auch das hilft bei akuten Rückenschmerzen

> Wärme entspannt verhärtete Muskeln und fördert die Durchblutung – das lindert Verspannungsschmerzen. Je nachdem, was einem spontan gerade gut erscheint, können trockene Wärme (Rotlicht, Kirschkernkissen) oder feuchte Wärme (heiße Rolle) gute Helfer gegen Beschwerden sein.

> Kälte kann ebenfalls Schmerzen lindern. Ein Coldpack oder Eiswürfel in einem Geschirrtuch auf die schmerzende Stelle geben – das wirkt schnell, beeinflusst die Muskelspannung und hemmt Entzündungen.

> Entspannungsbäder machen die Muskulatur und das Gewebe geschmeidig und wärmen von innen. Verspannungen lassen sich so gut lösen. Toll, wenn noch muskellockernde Zusätze ins Badewasser kommen (zum Beispiel Kiefer oder Johanniskraut).

RÜCKEN- UND ISCHIASSCHMERZEN

Das Gewicht des Babys belastet die Gelenke und führt häufig zu Rückenschmerzen im Kreuzbeinbereich. Hormonelle Einflüsse lockern sämtliche Gewebe, auch das Iliosakralgelenk (zwischen Kreuz- und Darmbein). Durch den wachsenden Bauch verlagert sich außerdem der Schwerpunkt – damit sie das Gleichgewicht halten können, tragen Schwangere den Oberkörper weiter hinten, gehen automatisch ins Hohlkreuz. Um Schmerzen zu vermeiden, sollten Sie darauf achten, beim Bücken immer mit geradem Rücken in die Hocke zu gehen, möglichst gerade zu sitzen und idealerweise flache Schuhe zu tragen (Absätze verstärken die Hohlkreuzhaltung).

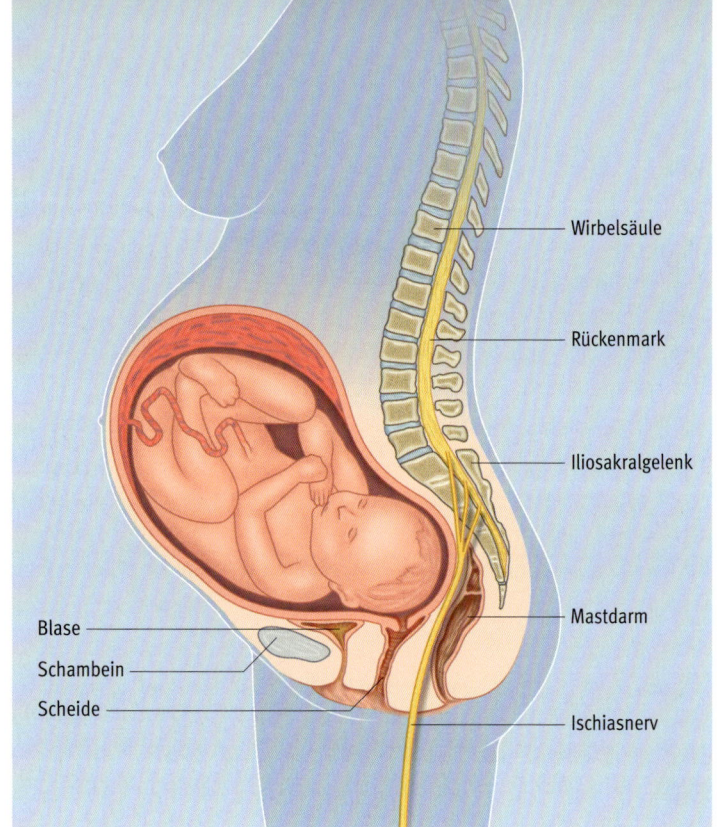

Wirbelsäule

Rückenmark

Iliosakralgelenk

Mastdarm

Blase

Schambein

Scheide

Ischiasnerv

der Schwangerschaft mit entsprechender Bewegung gegensteuern. Besonders schonend sind Yoga oder Wassergymnastik.

Aesculus D6

Je schwerer das Kind wird, desto mehr plagt Sie Ihr Rücken, insbesondere die Lendenwirbelsäule und das Darm-Kreuzbein-Gelenk (Iliosakralgelenk) schmerzen. Außerdem leiden Sie unter Venenbeschwerden mit schweren Beinen und Spannungsgefühl. Immer mehr machen sich auch die Hämorrhoiden bemerkbar, zumal der Stuhl meist hart ist.
> Dosierung: 3-mal täglich 5 Globuli.

Kalium carbonicum D12

Typische Hinweise auf dieses Mittel sind ein allgemeines Schwächegefühl sowie Schwitzen bei der geringsten Anstrengung. Ihre Rückenbeschwerden werden von Tag zu Tag heftiger. Sie haben das Gefühl, als würde Ihr Kreuz brechen, weil es zu schwach zum Tragen ist. Die Schmerzen strahlen bis in die Oberschenkel aus. Wärme, Massagen und Rumpfbeugen wirken lindernd. Nachts wachen Sie oft in der Zeit zwischen 2.00 und 4.00 Uhr auf.

> Dosierung: 2-mal täglich 5 Globuli.
> Das Mittel stärkt den Rücken von Mutter und Kind, auch im doppelten Wortsinn (siehe »Drohende Frühgeburt«, Seite 38).

Rhus toxicodendron D12

Die zunehmende Größe wie auch das Gewicht Ihres Kindes (»Schweres Tragen«) drücken auf die Lendenwirbelsäule, sodass es zu einer Reizung des Ischiasnervs kommt. Dies kann sich bis zu einer regelrechten Entzündung steigern, was mit zunehmenden Schmerzen verbunden ist. Bei Bewegungsbeginn sind die Schmerzen unerträglich.

> Dosierung: Am ersten und zweiten Tag 4- bis 5-mal, ab dem dritten Tag 2-mal täglich 5 Globuli.

Gnaphalium D6

Sie haben vermehrt Rückenbeschwerden. Die mal schneidenden, mal stechenden Schmerzen strahlen über das Gesäß ins Bein; sogar die Zehen sind wie betäubt. Dabei spüren Sie ein schmerzhaftes Kribbeln im Bein und ein Unsicherheitsgefühl beim Gehen.

> Dosierung: Am ersten und zweiten Tag 4- bis 5-mal, ab dem dritten Tag 3-mal täglich 5 Globuli.
> Das Mittel ist spezifisch geeignet bei Entzündungen und zur Schmerzbehandlung des Ischiasnervs (»Ischialgie«).

Schlafstörungen, innere Unruhe

In den letzten Schwangerschaftswochen können vermehrt Schlafstörungen auftreten, man tigert ruhelos durch die Wohnung und beginnt mitten in der Nacht, aufzuräumen oder Unerledigtes aufzuarbeiten (siehe auch Seite 64). Hauptgrund für diese nächtlichen Aktivphasen ist vermutlich die Vorbereitung des Körpers und der inneren Uhr auf die kommenden Monate. Schließlich muss das Baby dann auch nachts mit Stillen/Fläschchengeben

TIPP: Johanniskraut lindert Ischiasschmerzen

> Reiben Sie das betroffene Bein mit Johanniskrautöl ein (aus der Apotheke, auch unter dem Namen Rotöl) – entsprechend dem Nervenverlauf: Gesäß, die Rückseite des Ober- und Unterschenkels sowie den Fußrücken.
> Zusätzlich können Sie zu Ihrem passenden Mittel noch Hypericum D6, 3-mal täglich 5 Globuli, einnehmen.

Hypericum (Johanniskraut) wird in der Homöopathie vor allem bei Nervenschmerzen mit großem Erfolg eingesetzt. Deshalb gehört das Mittel auch in jede Hausapotheke.

und Wickeln versorgt werden. Oft kann man zudem wegen des ausladenden Bauchs nicht mehr in seiner Lieblingsposition schlafen, ist daher nachts unruhiger. Wichtig: Steigern Sie sich nicht in Ihre Schlafstörungen hinein – das macht es nur schlimmer. Legen Sie möglichst tagsüber ab und zu ein Nickerchen ein.

TIPP: Entspannung für besseren Schlaf
Legen Sie sich bequem im Bett auf den Rücken – ohne Kopfkissen. Eine Hand flach auf die Brust, die andere Hand unterhalb des Nabels auf den Bauch legen. Kreuzen Sie die Fußgelenke. Konzentrieren Sie sich auf die Atmung – atmen Sie ruhig ein und aus. Lassen Sie alle Gedanken, die auftauchen, vorüberziehen – wie Wolken am Himmel. Der Atem wird immer tiefer und ruhiger, die Gedanken immer weniger und flüchtiger. Bleiben Sie so lange liegen, bis Sie sich tief entspannt fühlen.

Coffea D12

Sie sind völlig »aus dem Häuschen«: Tausend Ideen schwirren in Ihrem Kopf herum – zum Beispiel, was Sie alles für Ihren Nachwuchs machen wollen. Sie sind so abgelenkt, ja fast hektisch, dass Sie Ihren täglichen Verpflichtungen nicht mehr nachkommen. Und an Schlaf ist dabei auch kaum zu denken.
> Dosierung: 2-mal täglich 5 Globuli.

Phosphorus D12

Auffallend ist Ihre Angst vor dem Alleinsein. Und Sie leiden förmlich darunter, dass Sie überall »Gespenster sehen«, was Ihre lebhafte Fantasie noch befeuert. Zudem sind Sie sehr schreckhaft, selbst das geringste Geräusch lässt Sie zusammenzucken. Sie sind angespannt und unruhig.
> Dosierung: 2-mal täglich 5 Globuli.

Scutellaria D6

Eigentlich fühlen Sie sich müde und erschöpft – trotzdem schlafen Sie schlecht ein. Ihr Schlaf ist unruhig und oberflächlich, Sie wachen immer wieder auf. Tagsüber können migräneartige Kopfschmerzen auftreten, auch die Augen tun weh.
> Dosierung: 3-mal täglich 5 Globuli.

Zincum metallicum D12

Sie spüren deutlich die innere Anspannung und Nervosität, die körperliche Ruhelosigkeit, insbesondere in den Beinen. Tagsüber fühlen Sie sich müde und wie benebelt, nachts finden Sie dennoch keine Ruhe, sind oft geplagt von Albträumen. Sie knirschen mit den Zähnen, morgens schmerzen die Kiefergelenke.
> Dosierung: 2-mal täglich 5 Globuli.

Schwangerschaftsstreifen

Keine Frau möchte sie haben, doch häufig sind die berüchtigten Schwangerschaftsstreifen unvermeidbar – schließlich wird die Haut am Bauch (und meist an den Brüsten) extrem belastet. Vor allem Schwangere, die ohnehin ein schwaches Bindegewebe haben, bekommen rasch die ungeliebten Streifen.

Sie entstehen, weil durch die Dehnung der Haut im Unterhautgewebe kleine Risse auftreten – hier schimmern dann rötlich-violette Blutgefäße durch. Nach der Geburt zieht sich das Gewebe wieder zusammen, die Streifen und Risse werden blasser.

Um Haut und Bindegewebe beim Dehnungsprozess zu unterstützen, sollte man schon frühzeitig beginnen, Bauch und Busen mit einem guten Pflegeöl sanft zu massieren – das macht die Haut geschmeidig und fördert die Durchblutung.

Calcium carbonicum D12

Sie wissen um Ihre Bindegewebsschwäche: Schon vor der Schwangerschaft bildeten sich bei geringstem Druck Dellen in der Haut; das Gewebe ist wie aufgequollen. Das verstärkt sich nunmehr, vor

---

TIPP: Ölen Sie Ihre Haut regelmäßig ein

> Verwenden Sie dazu hochwertige Pflanzenöle – sie sind mit den körpereigenen Fetten verwandt und können leicht von der Haut aufgenommen und vom Stoffwechsel verwertet werden. Jojoba- und Mandelöl sowie Weizenkeimöl mit seinem hohen Gehalt an Vitamin E stärken die Elastizität des Unterhautgewebes. Sesam- und Sonnenblumenöl regulieren den Säureschutzmantel der Haut.

> So massieren Sie richtig: Hände aneinanderreiben, um sie zu erwärmen, etwas Öl in eine Handfläche geben und auf dem Bauch verteilen. Mit leichtem Druck und kreisenden Bewegungen einmassieren – am besten nach dem Duschen, wenn die Haut noch feucht ist. So entsteht eine Emulsion, die schnell einzieht und optimal aufgenommen wird. Auch gut: kleine Hautpartien zwischen Daumen und Zeigefinger nehmen, sanft zupfen (nicht zu stark!).

GU-ERFOLGSTIPP

Ein homöopathisches Rundum-Vorbeugeprogramm gegen Schwangerschaftsstreifen:

> Nehmen Sie das für Sie passende Mittel.

> Tragen Sie 2-mal täglich Silicea-Salbe (aus der Apotheke) dünn auf Bauch und Brüste auf und massieren Sie sie leicht in die Haut ein.

> Machen Sie zusätzlich 1- bis 2-mal pro Woche vorher einen Umschlag: 5 Tabletten Calcium fluoratum D6 in etwas Wasser auflösen, bis eine Paste entsteht. Auf die betroffenen Hautstellen auftragen, ein Handtuch drauflegen. 20 Minuten einwirken lassen, danach abbrausen und eincremen.

allem, weil Sie sowieso eher zu Übergewicht neigen: Süßes, Schokolade und Eiergerichte schmecken einfach zu gut.

> Dosierung: 2-mal täglich 5 Globuli.

Calcium fluoratum D12

Sie sind eher von schlanker Statur trotz gutem Appetit. Sie fühlen sich immer wie getrieben, reagieren oft hektisch. Die Bindegewebsschwäche macht sich bei Ihnen auch durch Neigung zu Krampfadern, Nagelwachstumsstörungen und dünnem Haarwuchs bemerkbar. Ihre Zähne sind kariös.

> Dosierung: 2-mal täglich 5 Globuli.

Silicea D12

Die Neigung zur Fältchenbildung der Haut spiegelt die Bindegewebsschwäche wider. Außerdem haben Sie immer wieder Beschwerden an Sehnen und Bändern, auch Ihr Rücken bereitet Ihnen große Probleme: Längeres Stehen führt unweigerlich zu anhaltenden Schmerzen. Außerdem erkälten Sie sich rasch, weil Sie schnell frieren. Hände und Füße sind meist kaltschweißig.

> Dosierung: 2-mal täglich 5 Globuli.

Sodbrennen

Unangenehmes Brennen, saures Aufstoßen, ein Gefühl, als liefe Magensäure die Speiseröhre hinauf – Sodbrennen kann besonders im letzten Drittel der Schwangerschaft ärgern. Verantwortlich für die Beschwerden sind die Hormone sowie der zunehmende Druck der Gebärmutter auf den Magen.

Aber auch Stress und falsche Ernährung können den Magen sauer reagieren lassen. Zu viel Fett macht beispielsweise dem Verdauungsorgan schwer zu schaffen, und ebenso kann ein Zuviel an Kaffee, Süßigkeiten und Fruchtsäften Sodbrennen hervorrufen.

Robinia pseudoacacia D6

Sie leiden unter ständigem sauren Aufstoßen, spüren die Magensäure im Mund. Auch Ihr Stuhl riecht irgendwie säuerlich.

> Dosierung: 3-mal täglich 5 Globuli.

GU-ERFOLGSTIPP

Heißhungerattacken und seltsame Gelüste sind jetzt ganz normal. Solange Sie nicht zu einseitig werden und Ihre kalorische Tagesbilanz im Griff haben, können Sie Ihrem starken Verlangen nach Gummibärchen, Salzheringen & Co. ruhig nachgeben. Wird es zu viel, dann helfen folgende Mittel: Lycopodium D12 bei Heißhunger auf Süßes; Nux vomica D12, wenn Sie alles durcheinanderessen; Antimonium crudum D12 bei Gelüsten auf Saures. Dosierung: Nehmen Sie morgens und abends 5 Globuli.

Bismutum subnitricum D12

Sie müssen immer wieder sauer aufstoßen, haben Magenschmerzen, die sich zu Krämpfen steigern können. Die Übelkeit ist mit einem ständigen Würgereiz verbunden. Ihnen fällt auf, dass sich die Magenbeschwerden mit Kopfweh abwechseln.

> Dosierung: 2-mal täglich 5 Globuli.

Iris versicolor D6

Das Sodbrennen ist mit Übelkeit verbunden. Sie müssen häufig aufstoßen, was sich bis zu säuerlichem Erbrechen steigern kann. Auffallend ist auch ein starker Speichelfluss. Ihre Beschwerden verstärken sich abends und nachts.

> Dosierung: 3-mal täglich 5 Globuli.
> Das Mittel hilft auch bei Schwangerschaftsübelkeit.

Übelkeit, Erbrechen

Die berühmte morgendliche Übelkeit und gelegentliches Erbrechen gehören fast schon klischeehaft zu einer Schwangerschaft. Doch nicht jede Frau ist betroffen – unter einem flauen Magen, leichtem Schwindel und Erbrechen leidet etwas mehr als die Hälfte aller Schwangeren. Nach der 12. Woche ist es mit den lästigen Beschwerden meist schlagartig vorbei. Den genauen Grund für die Übelkeit kennt man nicht. Forscher vermuten, dass die hormonelle Umstellung, an die sich der Körper erst gewöhnen muss, dahintersteckt. So steigt beispielsweise die Konzentration des Schwangerschaftshormons HCG im Blut in den ersten drei Monaten kontinuierlich an, ab dem vierten Monat sinkt sie wieder – und der Magen rebelliert nicht mehr.

In den ersten Wochen der Schwangerschaft findet die Organbildung beim Fötus statt – versuchen Sie daher, Ihre Übelkeit (und andere Beschwerden) möglichst ohne Medikamente in den Griff zu bekommen.

Sepia D12

Die Übelkeit ist morgens besonders stark ausgeprägt. Sie ekeln sich schon beim Geruch von Essen – ganz schlimm wird es, wenn

---

TIPPS: Mehr Hilfe bei Sodbrennen

> Essen Sie mehrere kleine Mahlzeiten, nehmen Sie etwa alle zwei Stunden einen Snack zu sich. In diesem Rhythmus bleibt die Magensäureproduktion auf niedrigem Niveau.

> Bei akuten Beschwerden wirken eine Wärmflasche oder ein warmes Kirschkernkissen auf dem Bauch Wunder.

> Mandeln sind ein altes Hausmittel, weil sie die Magensäure neutralisieren. Kauen Sie drei bis fünf Mandeln, bis sich ein Brei im Mund bildet, dann schlucken. Zusatzplus: Die enthaltene Folsäure ist gut für das Baby.

Sie Speisen sehen. Auffallend jedoch ist Ihr starkes Verlangen nach Saurem.

> Dosierung: 2-mal täglich 5 Globuli.

> Versuchen Sie, die Schwangerschaftsübelkeit zunächst mit Sepia in den Griff zu bekommen (etwa 10 bis 14 Tage lang einnehmen); danach gegebenenfalls ein anderes Mittel nehmen.

Colchicum D12

Sie ekeln sich vor allem vor Eiern, Fleisch und Fisch sowie fetten Speisen. Die Übelkeit tritt in Wellen auf, der Brechreiz verstärkt sich bei der geringsten Bewegung. Das Erbrechen nimmt Ihnen die ganze Kraft.

> Dosierung: 2-mal täglich 5 Globuli.

Ipecacuanha D12

Es ist eine tief sitzende Übelkeit, die auch noch nach dem Erbrechen anhält. Obwohl Sie kaum etwas essen oder trinken konnten, würgen Sie viel Schleim hoch, den Sie kaum ausspucken können.

> Dosierung: 2-mal täglich 5 Globuli.

> Siehe auch Iris versicolor D6, Seite 53.

Venenbeschwerden, Krampfadern

Wenn in den letzten drei Monaten der Babybauch immer größer wird, zeigt sich, wie viel die Beine leisten – denn im Schnitt müssen sie 15 Kilogramm Extragewicht tragen. Weil das Blutvolumen um 20 Prozent erhöht ist, die Blutgefäße also viel mehr bewältigen müssen als gewohnt, kann es zu Venenbeschwerden und Krampfadern kommen. Auch das Schwangerschaftshormon Progesteron sorgt für eine Weitstellung der Gefäße, weshalb das Blut leicht darin versackt. Die Haut spannt, die Beine sind schwer und geschwollen, manchmal spürt man ziehende Schmerzen.

Um diese Beschwerden zu lindern, sollten Sie sich von Ihrem Arzt medizinische Kompressionsstrümpfe verordnen lassen. Damit das Blut aus den gestauten Venen leichter in Richtung Herz fließt, ist auch regelmäßige Venengymnastik hilfreich (Seite 56).

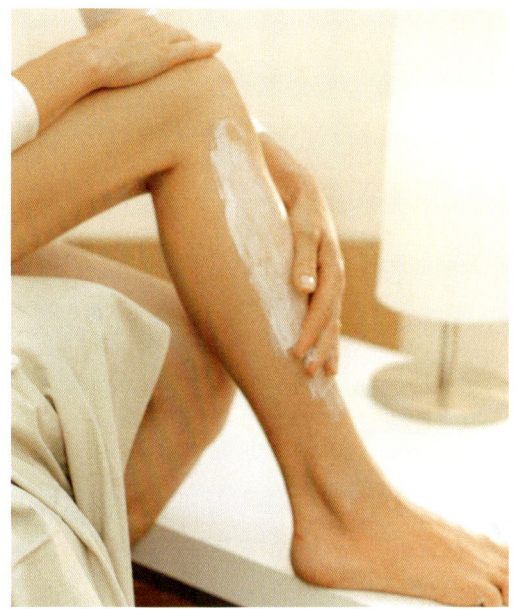

TIPP: Sabdariffa-Salbe stärkt die Venen

Eine sanfte Massage mit homöopathischer Sabdariffa-Salbe hilft bei Venenbeschwerden und wirkt gleichzeitig vorbeugend:

> Verteilen Sie einen Streifen Salbe (etwa 5 cm) in den Handflächen, und tragen Sie sie dünn auf – beginnen Sie am Fuß, streichen Sie sanft den Unterschenkel hinauf, massieren Sie die Kniekehle, um den Lymphabfluss anzuregen. Die Salbenreste streichen Sie am Oberschenkel über die Leiste in Richtung Oberbauch aus.

> Zuerst wird das rechte, danach das linke Bein massiert.

Aesculus D6

Sie leiden vermehrt unter Venenbeschwerden. Zumal bei längerem Stehen oder Sitzen sind Ihre Beine schwer, mit einem Spannungsgefühl. Auch leiden Sie sehr unter Hämorrhoiden, bedingt durch harten Stuhl. Zunehmend plagen Sie Rückenschmerzen, insbesondere im Bereich der Lendenwirbelsäule und des Darm-Kreuzbein-Gelenks (Iliosakralgelenk).

> Dosierung: 3-mal täglich 5 Globuli.

Calcium fluoratum D12

Bereits vor der Schwangerschaft waren die Venen ein Thema für Sie: Besenreiser und Krampfadern, eine Venenentzündung sowie Beschwerden mit Hämorrhoiden sind Ihnen hinlänglich bekannt. Überhaupt könnte das Bindegewebe straffer sein.

> Dosierung: 2-mal täglich 5 Globuli.

> Das Mittel ist ein Klassiker für die Behandlung von Bindegewebsschwäche, vor allem auch nach der Geburt. Denn es hilft, weibliche Formen zu straffen (siehe auch Seite 52)

WICHTIG

Je eher Sie die Homöopathie einsetzen, desto besser können Sie Ihren Venenproblemen vorbeugen. Das gilt auch für die Behandlung einer beginnenden Entzündung, bei der Sie unbedingt medizinische Hilfe benötigen!

TIPP: Kleines Venentraining

> Übung 1: Auf den Rücken legen, Beine anstellen, im Wechsel jeweils ein Bein gestreckt auf das Knie des anderen ablegen, dabei den Fuß kreisen. Etwa 5-mal pro Bein wiederholen.

> Übung 2: Auf den Boden setzen, Oberkörper mit geradem Rücken an eine Wand lehnen, Beine ausstrecken. Füße zunächst links-, dann rechtsherum kreisen. Dann Fußspitzen zum Oberkörper ziehen und in die Gegenrichtung strecken. Zuletzt Zehen krallen und wieder spreizen. Jede Übung 10-mal wiederholen.

Sabdariffa D6

Besenreiser haben Sie schon, nun treten einzelne Venen immer deutlicher hervor. Beschwerden machen Ihnen auch die geschwollenen Beine. Diese Stauung ist mit einem Spannungs- und Schweregefühl verbunden, das bei Bewegung nachlässt.

> Dosierung: 3-mal täglich 5 Globuli.

> Wenn Sie wegen der Venenbeschwerden Stützstrümpfe tragen sollen, dann bewährt sich das Mittel zur innerlichen Behandlung. Sabdariffa ist auch zur Senkung des Thromboserisikos geeignet.

Hamamelis D6

Sie spüren an einem Venenstrang zunehmende Schmerzen sowie große Berührungsempfindlichkeit. Die Vene ist verdickt und bläulich verfärbt, sieht aus wie bei einer (beginnenden) Venenentzündung.

> Dosierung: Am ersten und zweiten Tag 4- bis 5-mal täglich, ab dem dritten Tag 3-mal täglich 5 Globuli.

> Wenn sich nach einer Infusionsbehandlung eine Vene entzündet hat, dann nehmen Sie unterstützend zur ärztlichen Behandlung Hamamelis ein.

Verstopfung, Verdauungsstörungen

Leidige Themen, die in der Schwangerschaft häufig auftreten, sind Darmträgheit und Verstopfung. Schmerzhafter und seltener Stuhlgang sind bedingt durch hormonelle Einflüsse, die die Muskulatur lockern. Durch die wachsende Gebärmutter ist der Darm eingeengt, und nicht zuletzt verursacht Bewegungsmangel Verdauungsprobleme.

Das wichtigste Gegenmittel bei Verstopfung heißt: viel trinken. Denn der Flüssigkeitsbedarf ist wegen des Mutterkuchens (Plazenta) und der erhöhten Blutmenge ohnehin gestiegen. Um auch die Verdauung in Gang zu halten, sollten Sie daher mindestens zwei Liter täglich trinken. Wichtig ist außerdem eine faser- und ballaststoffreiche Ernährung, etwa mit Vollkornprodukten. Ballaststoffe halten die Verdauung fit und speichern Flüssigkeit, bis sie ausgeschieden werden – Verstopfung hat so keine Chance.

Nux vomica D12

Sie pflegen einen hektischen Lebensstil. Ihre Einstellung, »keine Zeit« zu haben, verstärkt Ihre innere Anspannung. Sie können einer eher ungesunden Ernährung und schon gar nicht den durch die Schwangerschaft bedingten Essgelüsten widerstehen. Sie leiden unter Verdauungsstörungen mit Übelkeit, Magendrücken und Verstopfung – »es tut sich tagelang nichts«.

> Dosierung: 2-mal täglich 5 Globuli.
> Nux vomica hilft auch gegen Essgelüste (Seite 52). Ebenfalls hilfreich ist es, wenn Sie während der Schwangerschaft Eisentabletten nehmen sollen und dadurch eine Verstopfung verursacht wird.

Collinsonia canadensis D6

Ihr Stuhlgang ist unregelmäßig, meist mit ein- bis mehrtägiger Verstopfung. Der harte Stuhlgang tut weh (wie von einem Splitter), und Sie haben ein brennendes und juckendes Gefühl am After. Zudem leiden Sie an Hämorrhoiden, die den Toilettengang quälend machen.

> Dosierung: 3-mal täglich 5 Globuli.
> Collinsonia hilft auch gegen die Hämorrhoiden (mehr dazu ab Seite 40).

Opium D12

Sie müssen sich häufig hinlegen, oder aber Ihnen wurde strikte Bettruhe verordnet. Stuhlgang im Bett (»Bettpfanne«) oder auf einem Nachtstuhl neben dem Bett bringt nichts, sorgt für Verhaltung. Oder aber der harte Stuhl tat Ihnen so weh, dass Sie ihn unwillkürlich zurückhalten.

> Dosierung: 2-mal täglich 5 Globuli.
> Sie brauchen bei diesem Mittel keine Bedenken zu haben: Opium als homöopathische Arznei, das heißt in potenzierter (»verdünnter«) Form, macht nicht abhängig und verursacht auch keine Nebenwirkungen, weder bei Ihnen noch bei Ihrem Kind. Opium ist auch bewährt, wenn aufgrund einer emotionalen Situation (Scham, Schreck) der Stuhlgang zurückgehalten wird.

TIPP: Richtig essen für eine gesunde Verdauung

Um den Stoffwechsel in Gang zu bringen, sollten Sie viele Quellstoffe wie Leinsamen in den Speiseplan einbauen. Prima sind Vollkornprodukte, saure Sahne und Joghurt, Trockenobst (Feigen, Pflaumen, Aprikosen), viel frisches Obst und Gemüse. Und: Trinken Sie reichlich stilles Wasser – am besten gleich morgens schon auf nüchternen Magen das erste halbe Glas, am besten lauwarm.

Wadenkrämpfe, Muskelschmerzen

Meist kommen sie in der Nacht, manchmal so heftig, dass man davon aufwacht – Wadenkrämpfe sind häufige Begleiter einer Schwangerschaft. Sie treten in der Regel auf, weil der Mineralstoffbedarf steigt. Damit das Baby ausreichend mit Magnesium, Natrium und Kalzium versorgt wird, spart der Körper bei den Schutzstoffen für die Mutter – Wadenkrämpfe sind daher meist Symptome einer Mangelerscheinung. Sprechen Sie mit Ihrer Hebamme oder Ihrem Arzt, ob ein Magnesiumpräparat für Sie sinnvoll ist. Übrigens können auch körperliche Anstrengung und zu viel Sport die Muskeln übersäuern und Krämpfe begünstigen.

TIPP: Entspannendes Lavendel-Fußbad
Ein warmes Fußbad mit 5 Tropfen ätherischem Lavendelöl lockert die Muskulatur.

Cuprum metallicum D6

Sie leiden abends oder nachts immer wieder unter stark schmerzenden Wadenkrämpfen, die auch die Zehen erfassen können.
> Dosierung: Abends und bei Bedarf 1 Tablette (Globuli gibt es erst ab D12).
> Cuprum metallicum (vergleichbar in der Wirkung ist Cuprum aceticum) ist ein absoluter Klassiker bei Wadenkrämpfen. Es ist auch bewährt bei nächtlichem Zähneknirschen, was oft Kiefergelenksschmerzen oder Kopfweh verursachen kann.

Arnica D6

Durch Überanstrengung oder eine Verletzung haben Sie Schmerzen wie bei einem Muskelkater. Sie fühlen sich wie zerschlagen. Selbst das weiche Bett ist Ihnen viel zu hart, Sie müssen dauernd die Lage wechseln.
> Dosierung: 3-mal täglich 5 Globuli.

Zahnprobleme

Ein altes Sprichwort lautet: »Jedes Kind kostet einen Zahn« – ganz so schlimm muss es zwar nicht kommen, doch ein wahrer Kern steckt sehr wohl darin, denn auch Zahnfleisch und Zähne sind durch die Schwangerschaft neuen Belastungen ausgesetzt. Aufgrund der hormonell bedingten Gewebelockerung ist das nun stärker durchblutete Zahnfleisch anfälliger als normal. Schon leichte Reizungen wie Zähneputzen können zu Blutungen führen, der säurehaltigere Speichel kann das Zahnmaterial angreifen. Wichtig ist daher eine sehr gute und sorgfältige Mundhygiene. Dreimal täglich Zähneputzen – eine Stunde nach dem Essen – sollte für Sie daher zum Pflichtprogramm gehören.

Plantago major D3
Sie haben Zahnschmerzen, Zahnfleisch und Zahnhälse sind oft sehr empfindlich, die Nervenbahnen sind gereizt (etwa durch kalte Speisen).
> Dosierung: 3-mal täglich 5 Globuli (und bei Bedarf).

Mercurius solubilis D12
Sie haben eine hochakute Zahnfleischentzündung, feste Speisen lösen oft Zahnfleischbluten aus. Sie können fast nur noch Flüssiges und Püriertes zu sich nehmen. Zähneputzen wird zur Qual, denn auch die Mundschleimhaut neigt zu Entzündungen (auch mit Bläschenbildung).
> Dosierung: Am ersten und zweiten Tag 4- bis 5-mal, ab dem dritten Tag 2-mal täglich 5 Globuli, höchstens 10 Tage lang.

Phytolacca D6
Nach Abklingen der Entzündung ist das Zahnfleisch weiterhin sehr empfindlich und weich. Nur mit einer sehr weichen Zahnbürste vermeiden Sie beim Reinigen eine Zahnfleischblutung.
> Dosierung: 3-mal täglich 5 Globuli.

Silicea D12
Das Zahnfleisch hat sich bereits zurückgebildet, und es entstehen Zahntaschen, die sich immer wieder entzünden. Wenn Sie mit der Zunge daran »ziehen«, haben Sie einen schlechten Mundgeschmack, der sich zu Mundgeruch steigern kann.
> Dosierung: 2-mal täglich 5 Globuli.
> Spülen Sie Ihren Mund 2- bis 3-mal täglich mit 2 in Wasser gelösten Silicea-D6-Tabletten. Danach reiben Sie das Zahnfleisch mit einem speziellen Zahnfleischbalsam ein (aus der Apotheke).

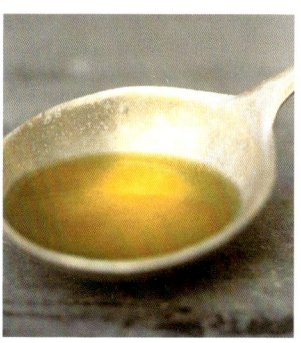

TIPP: Ölziehen
Wirkt entgiftend, stärkt das Zahnfleisch, lässt Zahnbelag verschwinden und beugt Entzündungen vor:
> Jeden Morgen vor der weiteren Zahnpflege mit 1 EL kalt gepresstem Sonnenblumen- oder Nussöl den Mund spülen. Ziehen Sie das Öl langsam zwischen den Zähnen hin und her, so lange es geht. Dann spucken Sie es aus.

Plazentanosoden – maßgeschneiderte Arznei für Mutter und Kind

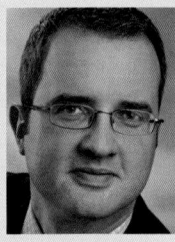

Homöopathische Mittel werden nicht nur aus mineralischen, pflanzlichen oder tierischen Stoffen hergestellt. Auch menschliche Körpersubstanzen wie Blut, Muttermilch oder Plazentagewebe kann man zu potenzierten Arzneien verarbeiten. Diese nennt man Nosoden (griechisch *nosos* = Krankheit).

Apotheker Dr. Michael Kunkel aus Titisee im Schwarzwald erklärt, weshalb sie sinnvoll sind und wofür man sie einsetzt.

Homöopathische Arznei aus Plazentagewebe – wie muss man sich das in der Praxis vorstellen?

Es ist eigentlich ganz einfach und vor allem maßgeschneidert: Wir stellen aus ihrer eigenen Plazenta speziell für jede Mutter beziehungsweise ihr Baby eine einmalige Arznei her.

Alles, was wir dafür benötigen, ist ein erbsengroßes Stückchen des Mutterkuchens, der ja nach der Entbindung von der Hebamme geprüft wird. Am besten ist es, vorab mit der Hebamme zu sprechen, damit sie ein Stück entnimmt und in ein spezielles Versandgefäß gibt. Dann wird das Material beispielsweise in unsere Apotheke geschickt, wo es im Labor nach den Vorgaben des Homöopathischen Arzneibuchs verarbeitet wird. Ein paar Tage später erhalten Sie Ihre buchstäblich körpereigene Arznei. Man nennt diese Nosoden dann übrigens Auto- oder Eigennosoden.

Was macht die Plazenta arzneilich überhaupt interessant und wertvoll?

Die Plazenta ist so etwas wie eine Schaltzentrale des Lebens, die Verbindung zwischen Mutter und Kind. Sie schützt und versorgt den Fötus im Mutterleib neun Monate lang mit allen lebenswichtigen Stoffen. Das Gewebe enthält Hormone, Vitamine, Spurenelemente und viele Immunstoffe, die wichtig sind für die Infektabwehr – homöopathisch aufbereitet, kann das Baby davon noch nach der Geburt profitieren. Und auch die Mutter kann damit vielfältige Beschwerden kurieren. Die Erfahrung hat gezeigt, dass Autonosoden sehr wirksame Arzneien für Mutter und Kind sind.

Wann setzt man denn die Nosoden ein?

Das Spektrum ist recht breit gefächert – Sie können das Mittel bei Erkältungen, Bauchschmerzen oder Hauterkrankungen des Babys einsetzen, aber auch bei sich selbst anwenden, etwa um die Rückbildung der Gebärmutter zu unterstützen oder die Muttermilchbildung anzuregen. In der Regel gibt man die Arznei – wie fast alle Homöopathika – als Streukügelchen. Doch wir stellen auf Wunsch auch Tropfen, sogenannte Dilutionen, her.

Nosoden werden nur von wenigen Pharmazeuten hergestellt. Eine Bezugsquelle finden Sie auf Seite 123.

BEI DIESEN BESCHWERDEN KÖNNEN PLAZENTANOSODEN HELFEN

Fragen Sie Ihren homöopathisch arbeitenden Arzt, bei welchen Beschwerden und in welchen Potenzen Sie Ihre Plazentanosoden gezielt einsetzen können. Allgemein gilt derzeit:

> *D6* – Um die Nahrhaftigkeit der Muttermilch zu verbessern, etwa wenn das Baby nach einem Wachstumsschub nicht mehr satt zu werden scheint. Nehmen Sie einmalig 2 bis 3 Globuli.

> *D8* – Gegen Erkältungskrankheiten beim Baby, bei Husten und Schnupfen. Geben Sie sofort nach Auftreten der Symptome 2 bis 3 Globuli.

> *D12* – Bei leichten Störungen oder Schmerzen vor und/oder während der Periode. Nehmen Sie 3-mal täglich 2 Globuli, beginnend 3 Tage vor der Periode.

> *D20* – Wirkt wie D12, reguliert aber auch stärkere Beschwerden und einen chronisch unregelmäßigen Zyklus. Nehmen Sie 3-mal täglich 2 Globuli, beginnend 3 Tage vor der Periode.

> *D30* – Zur Entschärfung von »Stressmilch« (die Mutter ist nervös, gestresst, die Milch wird schwer verdaulich, und das Baby kann davon Blähungen bekommen). Nehmen Sie einmalig 2 Globuli.

> *D30* – Zur Stressprophylaxe beim Baby (zum Beispiel zur Taufe mit großer Familienfeier und viel Unruhe), so übersteht es alles gelassener. Gleiches gilt für die Mutter. Einmalig 2 Globuli für das Baby und/oder die Mutter.

> *D30* – Bei hartnäckigen oder starken Erkältungskrankheiten von Kindern/Babys, wenn die D8 nicht mehr ausreicht. Sollte die D30 nicht genügen, empfiehlt sich ein Umsteigen auf andere homöopathische Mittel, etwa Belladonna, Aconitum, Ferrum phosphoricum. Geben Sie 1-mal täglich 2 Globuli.

> *D30* – Bei Erkältungskrankheiten Erwachsener. Nehmen Sie 2- bis 3-mal täglich 5 Globuli.

Wichtig: Während der Stillzeit sollten Mütter die Plazentanosoden vorsichtig dosieren, da es sonst zu einem Milcheinschuss kommen kann. Nosoden können problemlos mit anderen homöopathischen Mitteln kombiniert werden.

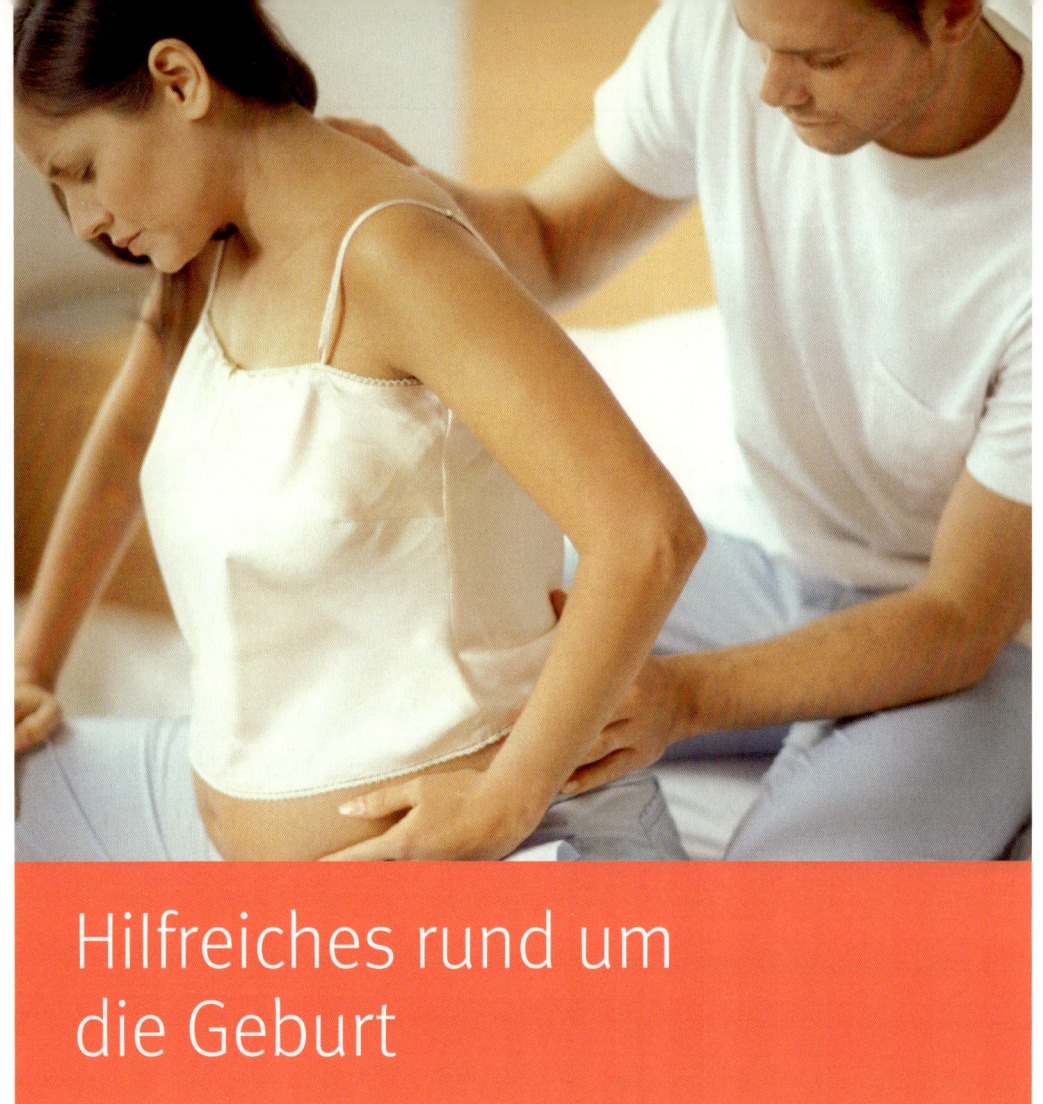

Hilfreiches rund um die Geburt

Dass ein Kind geboren wird, ist jedes Mal ein kleines Wunder – selbst Hebammen, die berufsbedingt etliche Geburten miterleben, empfinden das oft nach vielen Jahren noch so. Jede Entbindung für sich ist nun mal eine Ausnahmesituation, und es gibt kein schablonenhaftes Muster. Das eine Baby meldet sich mit heftigen, unmittelbaren Wehen und ist nach zwei Stunden da, ein anderes kündigt sich vielleicht mit einem Blasensprung an. Mal geht die Geburt einfach und ohne Hilfe vonstatten, mal muss ein

Kaiserschnitt gemacht werden. Es kann überraschend schnell gehen, aber auch viele Stunden dauern, bis eine Mutter ihr Kind zur Welt bringt. Wann und wie ein Baby geboren wird, ist nicht generalstabsmäßig durchzuplanen und schon gar nicht vorhersehbar – vielleicht ist diese letzte Ungewissheit ein Grund, warum viele Frauen einer natürlichen Geburt ängstlich entgegen sehen. Doch wer sich fürchtet, macht innerlich dicht und verkrampft sich. Versuchen Sie, mit gesundem Respekt und mit Freude an das Ereignis heranzugehen. Und ganz wichtig: Haben Sie Vertrauen in Ihre eigene Stärke, in Ihren Körper, in Ihr Baby und in die Geburtshelfer/-innen!

Vorbereitungszeit

Jetzt dauert es nicht mehr lange, nur noch zwei, drei Wochen – und Sie können Ihr Baby endlich im Arm halten. Allmählich wird es ernst, und die Spannung steigt nach fast 40 Wochen deutlich an. In diesem »Countdown« vor der Geburt sind viele Frauen (vor allem Erstgebärende) hin- und hergerissen zwischen Vorfreude, Ungeduld und vielen Fragen: Wird das Kind gesund und ohne Komplikationen in die Welt geboren? Werde ich die Wehen aushalten? Klappt es mit einer normalen Geburt? Wie lange wird es dauern? Sicher geht Ihnen Ähnliches auch durch den Kopf. Das ist ganz natürlich, nur sollten Sie sich nicht verrückt machen. Besser: Informieren Sie sich! Man weiß, dass Frauen, die sich mit den Themen Schwangerschaft und Entbindung auseinandersetzen, eine leichtere Geburt erleben als Frauen, die ängstlich oder unsicher sind. Möglichst ruhig und entspannt bleiben – nicht zuletzt deshalb ist eine gute Geburtsvorbereitung so wichtig.

Dammpflege

Der Damm (Perineum) – der Bereich zwischen Scheide und After – ist bei der Geburt des Kindes einer besonders großen Belastung ausgesetzt. Drängt das Köpfchen des Babys zu schnell hervor oder presst die Gebärende in der Austreibungsphase zu stark, kann das Gewebe reißen. Manchmal ist auch ein gezielter Dammschnitt notwendig.

IM NEUNTEN MONAT

… geht es buchstäblich noch mal rund: Pro Woche können Sie etwa ein Pfund zunehmen, der Bauchumfang wächst beträchtlich und kann kurz vor der Geburt über einen Meter betragen. Erleichternd: Wenn das Baby ab der 36. Woche die Geburtsposition im Becken einnimmt, sinkt der Bauch deutlich ab – gut für alle Schwangeren, die bis dahin Probleme mit dem Atmen hatten. Neben den Lungen hat nun auch der Magen wieder etwas mehr Platz. Allerdings drückt die Gebärmutter dafür nun verstärkt auf die Blase – Sie müssen vermutlich noch häufiger zur Toilette.

**TIPP: Den Damm
richtig massieren**
Beginnen Sie etwa sechs
Wochen vor dem Geburts-
termin damit, einmal
täglich den Dammbereich
mit Öl oder Salbe (siehe
rechts unter Silicea) zu
massieren. Und so geht's:
Mit dem Daumen etwa
2 bis 3 cm tief in die Scheide dringen, zusammen mit
Zeige- und Mittelfinger den
Damm fassen und mit sanf-
tem Druck von innen und
außen 3 Minuten lang mas-
sieren. Um gleichzeitig
die Schamlippen vorzube-
reiten, können Sie ein bis
zwei Wochen vor dem Ge-
burtstermin auch diese ein-
ölen und sanft massieren.

Um Verletzungen und Narben zu vermeiden, die leider auch
Jahre später noch unangenehm sein können, ist eine Dammmas-
sage hilfreich (siehe links). Sie sorgt dafür, dass die Haut möglichst dehnbar und elastisch wird.

Calcium fluoratum D12

Um das Gewebe elastisch zu halten, aber gleichzeitig zu straffen,
sollten Sie das Mittel speziell zur Dammpflege im letzten
Schwangerschaftsdrittel einnehmen. Es wirkt insgesamt auf das
Bindegewebe und damit auch auf den Damm, der während der
Geburt besonders beansprucht wird. Außerdem hilft das Mittel,
Krampfadern zu vermeiden.

> Dosierung: 2-mal täglich 5 Globuli.

Silicea D12

Das Mittel ist vor allem für Frauen geeignet, die schon einmal geboren haben und bei denen eventuell auch ein Dammschnitt
durchgeführt wurde. Vielleicht haben Sie sowieso das Empfinden,
dass sich alte Narben immer mal wieder bemerkbar machen, oft
auch zu jucken beginnen.

> Dosierung: 2-mal täglich 5 Globuli.

> Nutzen Sie zur unterstützenden Behandlung äußerlich Calen-
dula-Öl und Silicea-Salbe (aus der Apotheke): das eine Mittel
morgens, das andere abends dünn auf den Damm auftragen und
leicht einmassieren (siehe Tipp).

Nervosität, Unruhe

Der errechnete Geburtstermin rückt immer näher, und in die
Freude um den ersten Nachwuchs oder um das Geschwisterchen
mischen sich bei vielen Schwangeren ganz allmählich unruhige
Töne. »Wie wird das wohl (wieder) werden?« – diese und ähnliche Fragen gehen vielen Schwangeren dann durch den Kopf.

Gedanken über die bevorstehende Geburt, ein wenig Angst vor
dem Leben mit dem kleinen Erdenbürger, selbst depressive Ver-
stimmungen sind jetzt ganz normal. Aber: Ungeduldiges Warten
auf die Geburt verstärkt Ihre innere Anspannung nur.

Um ein wenig »runterzukommen« und sich gedanklich trotzdem mit dem Thema zu befassen, können Sie in Ruhe noch mal alle wichtigen Punkte durchgehen, Ihre Checkliste abhaken: Ist die Babyausstattung gerichtet? Sind alle Dinge für den Aufenthalt in der Klinik beziehungsweise im Geburtshaus vorbereitet, ist Ihr Koffer gepackt? Ist eventuell für die Unterbringung der Geschwisterkinder gesorgt?

> So hilft Ihnen die Homöopathie: Nehmen Sie das Mittel, welches Sie am meisten anspricht, 1 bis 2 Tage lang (2-mal täglich 5 Globuli). Danach absetzen und gegebenenfalls ein anderes Mittel nehmen, das nun die harmonische Geburt unterstützt (Seite 68). So können Sie sich dem Geschehen beruhigt hingeben: Das homöopathische Mittel hilft Ihnen und Ihrem Kind, »den Weg zu finden«.

Aconitum D12

Aus heiterem Himmel entwickeln sich Ängste um die Geburt und um Ihr Kind. Je länger die Gedanken kreisen, desto unruhiger werden Sie innerlich: Das Gefühl, »kopflos« zu handeln und hektisch zu reagieren, ist Ihnen ansonsten eher fremd. Genauso, dass Ihr Herz bis zum Hals schlägt.

> Dosierung: 2-mal täglich 5 Globuli.

Gelsemium D12

So ganz allmählich kriecht in Ihnen eine lähmende Angst hoch, Sie sind wie betäubt. Selbst alltägliche Aufgaben gehen Ihnen nicht mehr so einfach von der Hand wie bisher. Und wenn Sie Ihren Emotionen nachgeben, dann geht gar nichts mehr: Sie fühlen sich wie zur Salzsäule erstarrt.

> Dosierung: 2-mal täglich 5 Globuli.

GU-ERFOLGSTIPP

Wenn Sie Ihr Kind zu Hause oder in einem Geburtshaus bekommen wollen, ist in der Regel »Ihre« Hebamme dabei, die Ihnen auch schon während der Schwangerschaft mit Rat und Tat zur Seite stand.

Wenn Sie lieber in eine Klinik möchten: Manche Häuser lassen externe Beleghebammen zu – auch in diesem Fall kann Sie die Hebamme Ihres Vertrauens während der Geburt betreuen.

So ist eine individuelle, begleitende homöopathische Behandlung kein Problem, weil man alles vorher absprechen kann und die Hebamme Sie genau kennt.

In einer Klinik mit angestellten Hebammen jedoch (das ist der Normalfall) lernen Sie Ihre Geburtshelferin erst bei der Geburt kennen. Klären Sie daher bereits im Vorfeld ab, wie offen die Klinik für homöopathische Behandlung während der Geburt ist – am besten an einem Besichtigungstermin (bieten fast alle Häuser an), bei dem die Hebammen den Kreißsaal zeigen und alles rund um die Geburt erklären. Fragen Sie auch, welche Homöopathika vorrätig sind und welche Mittel Sie eventuell selbst mitbringen sollten (Seite 75).

Ignatia D12

Allein der Gedanke an die Geburt und die damit verbundenen Umstände verursacht Ihnen einen Kloß im Hals. Auch das Schlucken fällt Ihnen so schwer, dass Sie kaum etwas herunterbekommen. Ihr Magen meldet sich mit Säurebeschwerden und krampfartigen Schmerzen. Sie sind in weinerlicher Stimmung, wobei Sie dann auch wieder über sich selbst lachen können.

> Dosierung: 2-mal täglich 5 Globuli.

> Pulsatilla (siehe unten) ergänzt die Wirkung von Ignatia ganz hervorragend: Man sollte es deshalb im Anschluss an das zuvor wegen seelischer Beschwerden eingenommene Mittel nehmen.

Natürliche Geburtseinleitung

Sie sehnen die Geburt regelrecht herbei? Kein Wunder! Schließlich können die letzten Tage ziemlich beschwerlich sein: Der große Bauchumfang, die damit verbundene Unbequemlichkeit (auch nachts, weshalb man kaum schläft), der ständige Druck auf die Blase und nicht zuletzt das gespannte Warten – all das zerrt an den Nerven.

Ist der errechnete Geburtstermin erreicht beziehungsweise überschritten, beginnt die intensive Überwachung: Sie müssen alle zwei Tage, manchmal sogar täglich, zum Frauenarzt. Dort wird jedes Mal der Muttermund untersucht, ein Ultraschall gemacht, die Herztöne des Babys sowie die Wehentätigkeit werden geprüft.

Sofern Sie Lust dazu haben, ist Sex die einfachste Methode, um die Geburt zu forcieren. Grund dafür sind die im Sperma enthaltenen Prostaglandine, die helfen, den Muttermund weich zu machen. Auch das Kontraktionshormon Oxytocin wird beim Geschlechtsverkehr ausgeschüttet – es kann Wehen auslösen.

GEBURTSEINLEITUNG PER EINLAUF ODER RIZINUSCOCKTAIL?

Viele schwören darauf, viele lehnen die Methoden aber auch ab. Sie sollen die Darmperistaltik und damit die Wehentätigkeit anregen. Durchfall oder Erbrechen entziehen dem Körper aber Flüssigkeit und sind kraftraubend. Für die Geburt werden Sie jedoch all Ihre Energie benötigen. Besser hilft Cimicifuga (Seite 69).

Pulsatilla D12

Sie fühlen innerlich, dass Sie nun bald Ihr Kind »hergeben« müssen, wo Sie sich nun doch so aneinander gewöhnt haben. Am liebsten würden Sie Ihren Nachwuchs noch im Bauch behalten. Das kann sogar so weit gehen, dass Ihre Stimmungslage starken Schwankungen ausgesetzt ist und Ihr Partner beziehungsweise Ihre Umgebung Sie immer wieder trösten muss.

> Dosierung: 2-mal täglich 5 Globuli.

> Vielleicht haben Sie schon davon gehört: Pulsatilla in hoher Potenz kann dazu beitragen, dass sich bei einer Steiß- oder Querlage das Kind wendet. Bitte sprechen Sie die Behandlung zuvor unbedingt mit Ihrem Arzt oder Ihrer Hebamme ab!

Caulophyllum D6

Der errechnete Termin rückt immer näher, und Sie spüren, dass es nun bald so weit sein wird. Sie und Ihr Kind haben sich auf die bevorstehende Geburt bereits eingestellt.

> Dosierung: 3-mal täglich 5 Globuli.

> Das Mittel hilft, die Wehentätigkeit zu »ordnen« und die Gebärmutter zu stärken. Deshalb ist es auch bei vorzeitigem Blasensprung angezeigt, um die Wehentätigkeit in Gang zu setzen.

Vorzeitige Wehen

Der Bauch ist verhärtet, Sie spüren ein Ziehen, eventuell leichten Schmerz im Rücken oder Unterleib? Und Sie sind unsicher, ob es sich dabei um echte oder um Übungswehen handelt?

Um das herauszufinden, ist ein warmes Bad immer noch der effektivste Test: Unechte Wehen verschwinden schon nach kurzer Zeit wieder. Richtige Wehen hingegen verstärken sich: Treten sie über zwei bis drei Stunden in Abständen von fünf Minuten oder kürzer auf, wird es Zeit, sich auf den Weg in die Klinik zu machen beziehungsweise die Hebamme anzurufen.

Vorwehen oder Senkwehen sind hingegen harmlos und nicht muttermundwirksam (der Muttermund ist dann noch geschlossen) – die Gebärmutter trainiert nur schon für den »Ernstfall«.

Nux vomica D12

Sie sind eine gestresste Frau, fühlen sich unter starker Anspannung, oft als Folge davon, dass Sie sich zu viel zugemutet haben

WICHTIG

Haben Sie echte Wehen vor der 37. Schwangerschaftswoche, sollten Sie rasch Ihren Arzt, die Hebamme oder die Klinik aufsuchen, um bei einer möglichen Frühgeburt bestmögliche medizinische Versorgung zu haben (Seite 38).

und neben der Familie auch noch Ihr Business absolvierten. Und unverändert können Sie von Genussmitteln nur schwer lassen. Auch die wehenhemmenden Mittel haben Sie schlecht vertragen.

> Dosierung: 2-mal täglich 5 Globuli.

Caulophyllum D6

Die Wehen haben schon eingesetzt, doch die Geburt kommt noch nicht richtig in Gang. Sie empfinden die Wehen als diffuses Ziehen im gesamten Bauch, nicht aber direkt im Unterbauch.

> Dosierung: 3-mal täglich 5 Globuli.

Die Geburt

Es gibt nichts daran zu beschönigen: Eine Geburt ist natürlich auch mit Schmerzen verbunden. Doch glauben Sie an sich und Ihre Stärke! Sie wissen, dass Sie Ihr Baby zur Welt bringen können, haben beispielsweise gelernt, Wehen zu veratmen. Und Sie werden instinktiv spüren, was am besten für Sie ist, ob Sie Ihr Baby beispielsweise im Wasser bekommen möchten, auf dem Gebärhocker, im Vierfüßlerstand, mithilfe eines Balls oder Seils oder im Gebärbett. Wenn es mit der Geburt dann wirklich losgeht, stehen Ihnen vier Phasen bevor.

> Als Erstes kommt die **Eröffnungsphase,** die vom Beginn der Wehen bis zu dem Stadium dauert, an dem der Muttermund etwa acht Zentimeter geöffnet ist.

> Die zweite Phase ist die **Übergangzeit,** bei der kräftige Wehen den Muttermund vollständig öffnen (bis er neun bis zehn Zentimeter weit ist). Viele werdende Mamas sind in dieser Phase entnervt und geschwächt, würden »am liebsten alles abbrechen und nach Hause gehen«. Hebammen wissen aus der Praxis: Kommen solche Sätze, kann die Geburt unmittelbar bevorstehen.

> Dann schließlich kommen in der **Austreibungsphase** die Presswehen, bei der die Gebärende das Baby durch den Geburtskanal auf die Welt schiebt. Nach diesen letzten, sehr anstrengenden Wehen ist es dann endlich geschafft – Glückwunsch, Mama!

> Kurz darauf folgt noch die **Nachgeburt:** Mutterkuchen und Fruchtblase werden mit Nachwehen ausgeschieden.

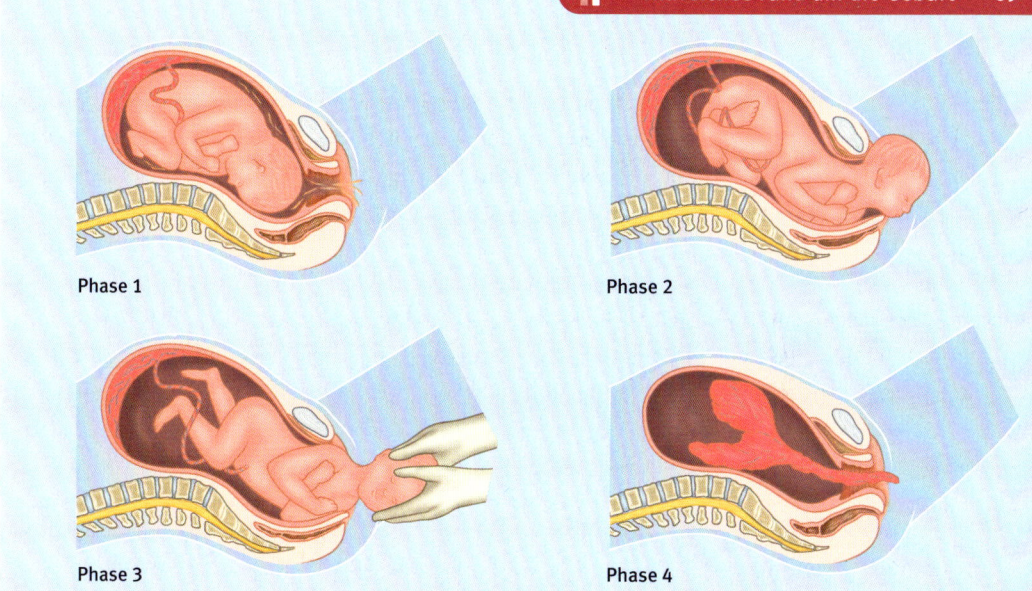

Phase 1

Phase 2

Phase 3

Phase 4

Harmonische Geburt

In der »heißen Phase« sollten Sie sich vor allem auf Ihren Instinkt verlassen und auf die Erfahrung von Hebamme und Arzt vertrauen. Freuen Sie sich auf den magischen Moment, der Sie für alle Anstrengungen entlohnt: wenn Sie zum ersten Mal Ihrem Baby in die Augen sehen können.

> Die Beschwerdenbilder zu den folgenden Mitteln, die während der Geburt eingesetzt werden können, sind so geschildert, dass die Auswahl auch von einer anderen Person (Hebamme, Arzt, Partner) getroffen werden kann.

Cimicifuga D1

Die Wehen wollen einfach nicht regelmäßig eintreten, alles läuft unkoordiniert. Diese Situation ist nicht gerade förderlich für die Stimmung, zumal bei der Gebärenden immer ganz schnell »dunkle Wolken aufziehen«, sich Ängste einstellen. Aber Sie merken: Reden erleichtert die Lage offenbar.

> Dosierung: 4- bis 5-mal täglich 5 Globuli.
> Bewährtes Mittel zur Weheneinleitung bei Terminüberschreitung (4- bis 5-mal täglich 5 Globuli).

DIE PHASEN DER GEBURT

Phase 1: Die Eröffnungsphase – die Wehen setzen ein, der Muttermund öffnet sich.
Phase 2: In der Übergangsphase ist der Muttermund voll geöffnet, kräftige Geburtswehen setzen ein, Babys Köpfchen wird sichtbar.
Phase 3: Die Austreibungsphase – das Baby kommt mit Presswehen zur Welt.
Phase 4: Der Mutterkuchen (die Plazenta) wird geboren.

Gelsemium D6

Der Muttermund ist fest. Trotz Wehen öffnet er sich nicht. Die krampfartigen Wehen sind unkoordiniert (»falsche Wehen«) und verbrauchen körperliche Kräfte, was bis zur Erschöpfung führen kann, auch verbunden mit Muskelzittern. Es fehlt die Kraft für die Presswehen.

> Dosierung: Etwa jede halbe Stunde 5 Globuli.
> Bei Erschöpfung hat sich bewährt, nach der 3- bis 4-maligen Gabe von Gelsemium Caulophyllum (siehe unten) zu geben.

Caulophyllum D6

Das Mittel hilft bei vorzeitigem Blasensprung, die Wehentätigkeit zu regulieren, sowie bei erschöpfenden Wehen, wenn diese zu kurz und »nur schmerzhaft« sind. Hilfreich bei Wehenschwäche infolge von Erschöpfung.

> Dosierung: Etwa jede halbe Stunde 5 Globuli.

Secale cornutum D6

Dies ist ein bewährtes Mittel für alle, die bereits ein Kind zur Welt gebracht haben. Es hilft, wenn die Gebärende einen erschöpften Eindruck macht, wenn sie viel Energie »verbraucht« hat und sich die Geburt hinzieht, die Wehen schwach und ohne Kraft sind. Oder aber wenn die Wehen heftig und schmerzhaft, jedoch ohne Wirkung sind.

> Dosierung: Etwa jede halbe Stunde 5 Globuli.

Chamomilla D6

Es ist das wichtigste Mittel zur Schmerzlinderung während der Geburt und kann sehr gut mit herkömmlichen schmerzstillenden Maßnahmen kombiniert werden.

> Dosierung: Etwa jede halbe Stunde 5 Globuli.

Veratrum album D6

Akute Kreislaufschwäche mit Ohnmachtsneigung: Die Gebärende ist sehr blass und kaltschweißig, sie zittert, muss sich setzen, besser noch hinlegen.

TIPP: Das hilft dem Vater

Das Warten aufs Baby, den Wehenschmerz der Partnerin miterleben – für den werdenden Vater (oder eine andere Begleitperson) kann das nervenaufreibend sein. Wenn Sorgen und innere Anspannung groß sind, der Kreislauf in den Keller geht, eventuell sogar Übelkeit aufkommt, hilft die Einnahme von Veratrum album D6: 3- bis 4-mal 5 Globuli im Abstand von einigen Minuten.

> Dosierung: Sofort 5 Globuli auf die Zunge, im Abstand von einigen Minuten nochmals 5 Globuli und gegebenenfalls ein weiteres Mal 5 Globuli einnehmen.

> Ein bewährtes Mittel auch für den während der Geburt anwesenden Partner (siehe Tipp Seite 70).

Probleme mit der Nachgeburt (Plazentaretention)

Es passiert selten, kommt aber doch vor, dass sich die Nachgeburt (Mutterkuchen und Fruchtblase) oder Teile davon nicht aus der Gebärmutter lösen. Das Problem dabei: Wird der Mutterkuchen, die Plazenta, nicht vollständig ausgestoßen, kann sich die Gebärmutter nach der Geburt nicht richtig zusammenziehen, und es werden nicht alle Blutgefäße verschlossen – das Risiko für innere Blutungen ist erhöht.

Das sofortige Anlegen des Neugeborenen an die Brust sorgt für Kontraktionen und kann helfen, die Nachgeburt auf natürliche Weise auszutreiben. Geschieht das nicht vollständig, muss der Mutterkuchen möglicherweise operativ entfernt werden. Zusätzlich zu medizinischen Maßnahmen haben sich homöopathische Mittel bewährt.

Arnica D6

Noch während die junge Mutter medizinisch versorgt wird, sollte das Mittel genommen werden. Es trägt zur Wundheilung der Gebärmutter und der Geburtswege bei.

> Dosierung: 3-mal täglich 5 Globuli. Nehmen Sie das Mittel drei Tage lang ein.

Sabina D6

Das Mittel hilft, mögliche Schleimhautreste und geronnenes Blut aus der Gebärmutter herauszulösen. Es ist durchaus erwünscht, wenn es dadurch zu einem verstärkten Wochenfluss kommt. Abgehende Blutklumpen können dabei ein schmerzhaftes Zusammenziehen der Gebärmutter verursachen.

> Dosierung: 3-mal täglich 5 Globuli.

DIE ERSTEN MOMENTE NACH DER GEBURT

… sind etwas sehr Besonderes und emotional einschneidend. Trotz großer Erschöpfung sind im Normalfall sowohl die Mutter als auch das Neugeborene nun sehr wach und aufnahmefähig. Jetzt ist endlich die erste Kontaktaufnahme durch Blicke und Berührungen möglich – diese sensible Phase ist sehr wichtig für die Prägung von Mutter/Eltern und Kind. Um das Baby zum ersten Mal zu stillen und sich gegenseitig kennenzulernen und genießen zu können, bleiben junge Familien in der Regel zwei Stunden im Geburtszimmer oder Kreißsaal.

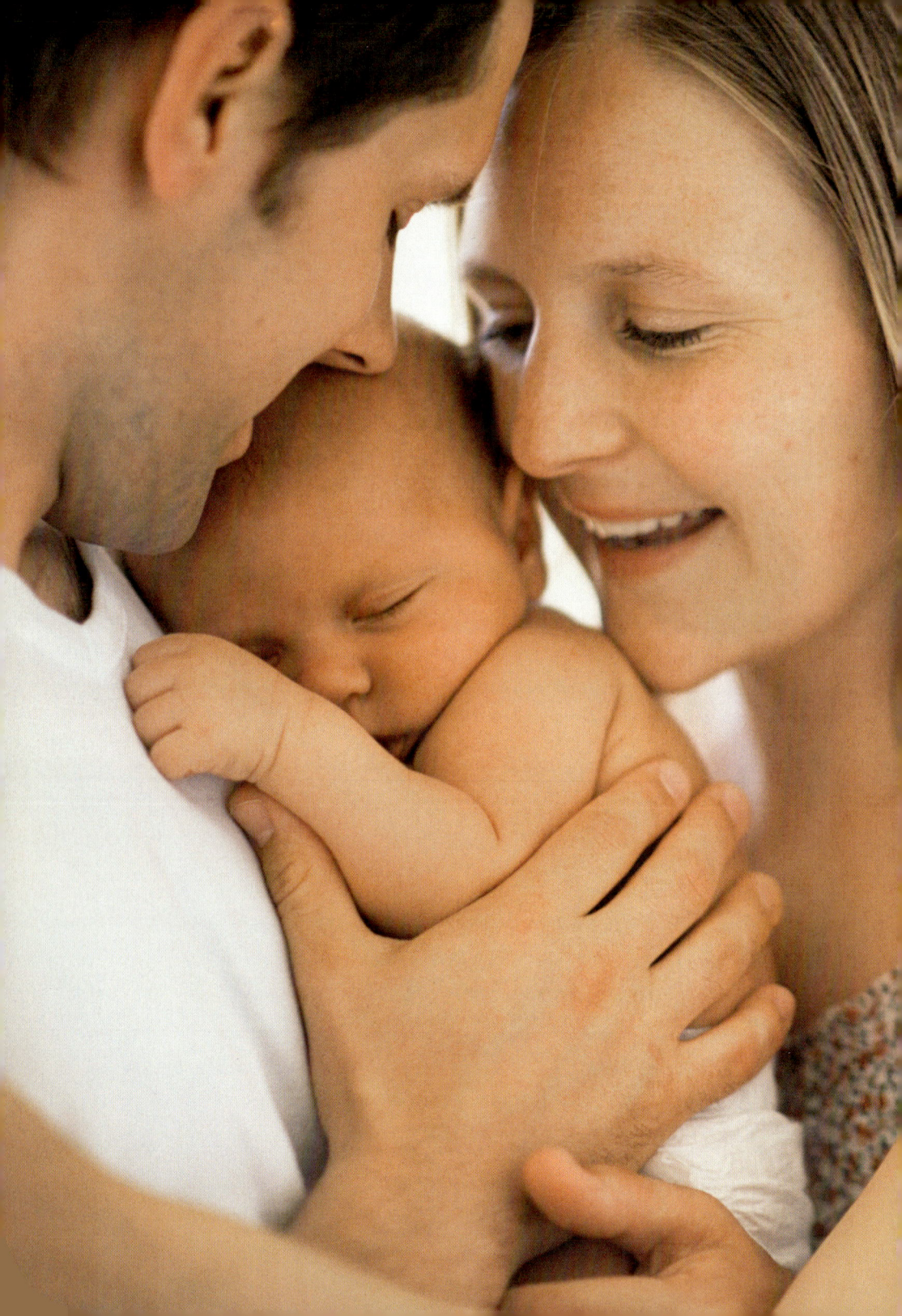

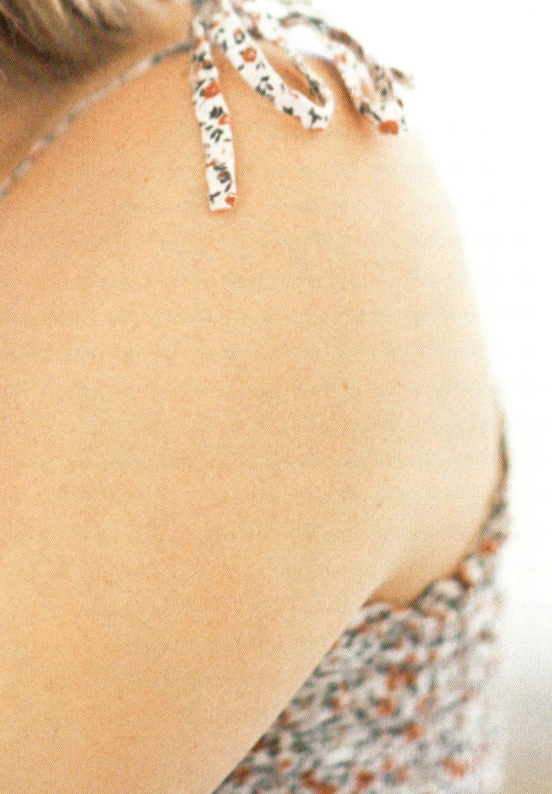

DIE ERSTEN TAGE MIT DEM BABY

Das Baby ist da, und alles ist neu. Die Homöopathie hilft, dass Sie körperlich und seelisch wieder fit werden, das Stillen klappt und Ihr Neugeborenes gesund bleibt.

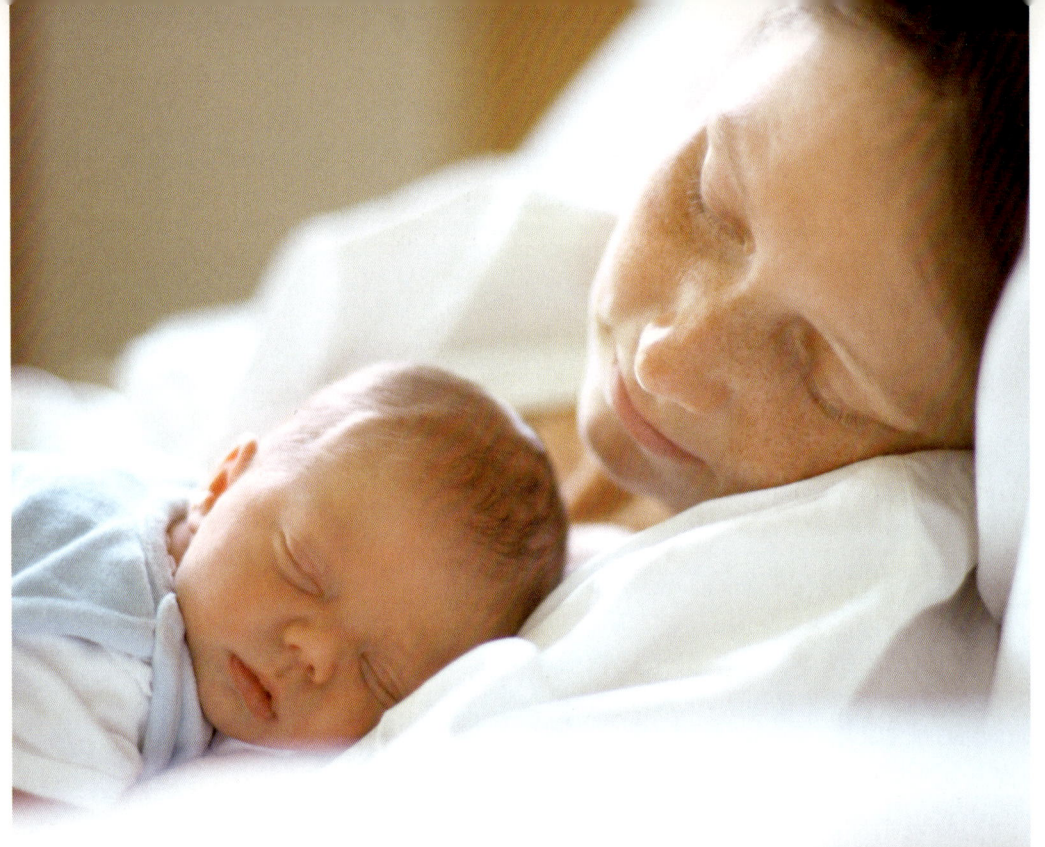

Erholung im Wochenbett

Sie haben den Sturm der Geburt gemeistert und sind stolze Mama eines Sohnes oder Töchterchens. Was Sie jetzt vor allem brauchen, sind Ruhe und Zeit, damit Sie und Ihr Neugeborenes sich aneinander gewöhnen können. Also genießen Sie es, mit Ihrem Baby zu schmusen und zu kuscheln, ihm Wärme und Geborgenheit zu geben. Erholen Sie sich in aller Ruhe von den Strapazen – das ist für Sie beide das Wichtigste. Lassen Sie sich vom Partner, von der Familie und von Freunden verwöhnen und unterstützen. Sie haben gerade ein Kind geboren, und es ist völlig klar, dass Sie nach den Anstrengungen erst allmählich wieder zu Kräften kommen, die Geburt verarbeiten müssen. Lassen Sie es langsam angehen, denn es wird noch einige Zeit verstreichen, bis Sie Ihren routinierten Ablauf wiedergefunden haben. Sechs Wochen dauert das sogenannte Wochenbett, eine Phase, in der sich der Körper von den größten Geburtsanstrengungen erholt.

Damit er sich regenerieren kann, sollten Sie jede nur mögliche Hilfe annehmen. Sie brauchen Ihre Energie für das Kind und für sich: Geburtswunden verheilen, die Gebärmutter bildet sich zurück, die Hormone stellen sich um, und der Körper pendelt sich allmählich wieder auf den Status »nicht schwanger« ein. Auch seelisch kann diese Zeit aufregend sein, denn plötzlich wird klar, dass man erst mal nicht mehr selbstbestimmt ist, sondern ganz und gar verantwortlich für dieses kleine Menschenkind. Eine wichtige Aufgabe, die auch belastend sein kann – der berühmte Babyblues ist daher keine Seltenheit. Zweifeln Sie nicht an sich, wenn Sie ab und zu weinerlich sind oder sich überfordert fühlen! Emotionale Unsicherheiten sind völlig normal und werden sich bestimmt bald legen.

Folgebeschwerden nach Narkose oder Rückenmarksanästhesie

Wenn Sie als geburtserleichternde Maßnahme eine Narkose erhalten haben, nimmt das den Organismus zusätzlich mit. Während eine Vollnarkose nur bei einem Not-Kaiserschnitt nötig ist, kann man bei den anderen üblichen Verfahren die Geburt nahezu schmerzfrei, aber bewusst miterleben. Bei einer Spinal- oder Periduralanästhesie (PDA) werden die schmerzleitenden Nervenfasern im Rücken durch ein Narkosemittel außer Kraft gesetzt. Von der Bauchmitte abwärts ist der Körper eine Zeit lang betäubt, von den Wehenschmerzen bekommt man nichts mehr mit. Die Entspannung der Gebärenden kann gut für das Baby und den weiteren Geburtsverlauf sein. Mittlerweile sind PDAs in vielen Kliniken Routine, und auch Nebenwirkungen gibt es kaum.

GU-ERFOLGSTIPP

Sorgen Sie schon vor der Geburt dafür, dass Sie anschließend schnell und leicht an die notwendigen homöopathischen Mittel kommen. Stellen Sie idealerweise vorab gemeinsam mit Ihrem behandelnden Arzt oder Ihrer Hebamme eine »Geburtsapotheke« zusammen– eventuell füllen sie Ihnen jeweils einige Globuli ab –, die Sie in die Klinik mitnehmen. Und klären Sie mit Ihrem Apotheker, ob er weitere relevante Mittel vorrätig haben kann, auch weniger »gängige«, die sonst bestellt werden müssen (etwa Aletris farinosa). Benötigen Sie eines, kann Ihr Partner es in kürzester Zeit besorgen.

Kopfschmerzen oder Harnverhalten sind die häufigsten – nach wenigen Tagen verschwinden sie in der Regel aber wieder.

Hypericum D6

Sie haben während der Geburt eine Rückenmarksanästhesie erhalten. Jetzt leiden Sie unter Kopfweh und Schwindel sowie allgemeinem Unwohlsein. Möglicherweise fühlen sich auch Ihre Beine schwer an. Oder aber Sie spüren am Arm, an der Schulter oder ins Bein ausstrahlende »neuralgische« Schmerzen, wie sie durch eine ungeschickte Lagerung ausgelöst wurden (Nervendruckschmerzen).

> Dosierung: 3-mal täglich 5 Globuli.

> Hypericum ist der Klassiker bei den genannten Beschwerden. Das Mittel sollten Sie auch in der Hausapotheke haben: Es lindert zum Beispiel die Folgen einer Gehirnerschütterung nach einem Sturz oder die Schmerzen bei einem gequetschten Finger.

Nux vomica D6

Die Narkose haben Sie nicht gut vertragen: Ihnen ist übel, phasenweise verstärkt sich der Brechreiz, Sie leiden auch unter Verstopfung. Die starken Kopfschmerzen sind ungewohnt für Sie, auch das Benommenheitsgefühl. Alltägliche Dinge bekommen Sie irgendwie nicht auf die Reihe – ruck, zuck haben Sie vergessen, was Sie eben noch tun wollten.

> Dosierung: Nehmen Sie gleich nach Auftreten der Beschwerden 3-mal im Abstand von etwa 15 Minuten 5 Globuli – dies ist oft ausreichend, um die narkosebedingten Nebenwirkungen »auszuleiten«. Sollten dennoch weiterhin Beschwerden bestehen, dann nehmen Sie am ersten Tag stündlich 5 Globuli ein, an den Folgetagen 3-mal täglich 5 Globuli. Wenn Sie sich gut fühlen, setzen Sie das Mittel ab.

Okoubaka D3

Die Narkose ist Ihnen irgendwie nicht bekommen, vielleicht war alles zu viel. Sie spüren das vor allem an der Verdauung: Der Stuhl ist weich bis durchfallartig, es gurgelt und gluckert in

---

ROOMING-IN

Bis vor einigen Jahren wurden Mütter und Kinder auf der Wochenstation häufig getrennt, nur zum Stillen brachte man die Babys aus dem Säuglingszimmer zu ihren Mamas. Heute weiß man, dass es für die Mutter-Kind-Beziehung sehr wichtig ist, in einem Zimmer zusammen zu sein: Die Nähe fördert die Milchbildung und das Stillen, die Babys sind ruhiger und zufriedener (die Mamas auch!), man lernt von Beginn an sein Kind besser kennen und findet so leichter die Umstellung, wenn es nach Hause geht und man nicht auf Knopfdruck eine Schwester rufen kann.

Ihrem Bauch. Sie müssen viel Luft ablassen (Aufstoßen, Blähungen). Auffallend ist auch der weiß-gelbliche Zungenbelag.

> Dosierung: 3-mal täglich 5 Globuli.

Dammriss, Dammschnitt

Wenn der Damm bei der Geburt verletzt wurde und Sie genäht werden mussten, spüren Sie sicherlich schon bald die schmerzende Wunde. Vor allem im Sitzen und Gehen kann die Narbe pochen und ziehen. Seien Sie geduldig und geben Sie dem Körper Zeit, damit die Wunde verheilen kann! Nutzen Sie die Zwangsauszeit, um sich im Bett von den Geburtsstrapazen zu erholen.

Arnica D6

Nach der Geburt hat sich im Bereich der Schamlippen und des Damms ein großer Bluterguss gebildet, der sehr schmerzhaft ist und Sie kaum richtig sitzen lässt.

> Dosierung: 3-mal täglich 5 Globuli.

> Arnica ist auch bewährt, wenn Ihr Kind per Zangengeburt oder mit einer Saugglocke zur Welt gebracht wurde. Das Mittel unterstützt die rasche Wundheilung der Geburtswege.

Calendula D6

Trotz aller vorherigen Pflege und Sorgfalt kam es aufgrund des Kopfumfangs des Kindes zu einem Dammriss. Ihnen wird gesagt, dass die Dammnaht schlecht heilt, zudem schmerzt die Wunde.

> Dosierung: 3-mal täglich 5 Globuli.

> Wenn Sie zu wulstiger Narbenbildung neigen, sollten Sie nach der Geburt unbedingt Calendula nehmen. Das Mittel beschleunigt auch die Wundheilung.

Staphisagria D6

Während der Geburt war ein Dammschnitt notwendig, der genäht werden musste. Der Damm ist angeschwollen und schmerzt.

> Dosierung: 3-mal täglich 5 Globuli.

> Damit die Narbe optimal heilen kann: zusätzlich 2- bis 3-mal täglich Silicea-Salbe dünn auftragen und leicht einmassieren.

TIPP: Kälte hilft dem Damm

> Gegen Bluterguss oder übermäßige Schwellungen hilft ein Coldpack. Die meisten Wochenstationen sind mit diesen Eispäckchen ausgerüstet.

> Oder: Fingerlinge (aus der Apotheke) mit Wasser füllen, einfrieren und als Coldpacks nutzen – sie passen genau und stören auch beim Gehen nicht.

> Arnica-Kompressen fördern die Wundheilung: einen 8 bis 19 cm langen Streifen Arnica-Gelee (aus der Apotheke) auf eine Kompresse geben, diese zusammenlegen und auf einem Gefrierbeutel ins Gefrierfach legen. Anschließend die Kompresse öffnen und das gefrostete Gelee direkt auf die Wunde legen. Bis zu 6-mal täglich.

Gebärmutterrückbildung

Gleich nach der Entbindung beginnt der Körper mit dem »Aufräumen«. Die Gebärmutter ist, begleitet von Nachwehen, direkt auf Rückzugskurs. Schon wenige Stunden nach der Geburt hat sich das Organ, das gegen Ende der Schwangerschaft bis zum Rippenbogen reichte, bis auf Höhe des Nabels verkleinert. Rund zehn Tage nach der Geburt hat es sich in der Regel schon bis zum Schambein zurückgezogen.

Übrigens ist Stillen die beste natürliche Unterstützung für die Rückbildung. Hilfreich ist auch, sich möglichst häufig auf den Bauch zu legen – der Druck sorgt zudem dafür, dass der Wochenfluss gut abfließen kann.

GEBÄRMUTTER MAL HUNDERT

Ist die Gebärmutter wieder komplett auf Normalgröße geschrumpft, wird sie hundertmal kleiner sein als bei der Geburt. Während das birnenförmige, etwa 8 cm große Organ im nicht schwangeren Zustand um 100 g wiegt, kann sich ihr Gewicht in der Schwangerschaft verzehnfachen.

Aletris farinosa D6

Bei der Untersuchung wird Ihnen gesagt, dass sich die Gebärmutter nur langsam zurückbildet. Sie spüren förmlich ihre Größe. Der Wochenfluss ist völlig normal. Sie fühlen sich matt und sind immer müde. Außerdem kommt es Ihnen so vor, als wolle etwas aus der Scheide herausdrücken. Das Gefühl wird verstärkt durch die anhaltende Verstopfung.

> Dosierung: 3-mal täglich 5 Globuli.
> Aletris farinosa können Sie auch bei Bindegewebsschwäche anwenden. In diesem Zusammenhang fällt dann oft das Stichwort »lockere Mutterbänder« (Seite 44).
> Übrigens wird das Mittel auch zur allgemeinen Stärkung der weiblichen Sexualorgane empfohlen.

Bellis perennis D6

Der Wochenfluss (Seite 91) ist stark, die Blutung dunkelrot. Der Unterleib tut Ihnen weh, und die Geburt hat Sie sehr mitgenommen. Sie spüren, dass sich Ihre Kräfte nur allmählich wieder einstellen. Das lässt Sie manchmal fast mutlos werden.

> Dosierung: 3-mal täglich 5 Globuli.
> Bellis perennis ist ein bewährtes Mittel zur Wundheilung im Genitalbereich und unterstützt die Rückbildung der Geburtswege, vor allem auch der Gebärmutter.

Helonias dioica D6

Die Rückbildung der Gebärmutter ist verzögert, bei der Untersuchung wird Ihnen gesagt, es gehe nur »in kleinen Schritten« vorwärts. Sie haben Rückenschmerzen im Bereich der Nieren. Eventuell wurde im Urin Eiweiß festgestellt. Sie merken: Sobald Sie durch ein Gespräch oder eine Aufgabe abgelenkt sind, Ihr persönliches Umfeld sich verändert, fühlen Sie sich deutlich besser.

> Dosierung: 3-mal täglich 5 Globuli.

> Helonias dioica kann ebenfalls hilfreich sein, wenn die Stimmung durch die hormonelle Umstellung nach der Entbindung gedrückt ist. Man sagt auch, das Mittel stärke die Gebärmutter.

Sepia D12

Nach der Geburt beobachten Sie, dass beim Husten, Niesen oder Lachen spontan Urin abgeht, überhaupt können Sie das Wasser nur schwer halten. Der Rückbildungsvorgang verursacht anhaltende, tief sitzende Rückenschmerzen, die sich im Stehen deutlich verschlimmern. Hinzu kommen Hämorrhoiden und Verstopfung. Zudem frieren Sie fast ständig, schwitzen aber unangenehm.

> Dosierung: 2-mal täglich 5 Globuli.

WICHTIG: LANGSAM ABNEHMEN!

»Neun Monate kommt es, neun Monate geht es« – gemeint ist mit dem alten Spruch das leidige Thema Gewicht. Vielen frischgebackenen Müttern kann es nicht schnell genug damit gehen, nach der Geburt wieder rank und schlank zu werden, endlich wieder »normale« Klamotten anzuziehen. Das ist verständlich, doch geben Sie Ihrem Körper bitte Zeit. Es genügt, nach sechs bis acht Wochen mit spezieller Rückbildungsgymnastik zu beginnen (Kursinfos hat Ihre Hebamme). Beginnt man zu früh, schadet das eher der durch die Schwangerschaft veränderten Muskulatur. Und: Solange Sie stillen, sollten Sie auf ein straffes Sport- oder Diätprogramm verzichten, weil sich dadurch die Menge und Zusammensetzung der Muttermilch ändern kann. Außerdem kann das Stillen selbst beim Abnehmen helfen – Stillhormone sorgen dafür, dass die Fettreserven aus der Schwangerschaft schneller schmelzen. Achten Sie in jedem Fall auf eine ausgewogene Ernährung (Seite 90)!

Nachwehen

Direkt nach der Geburt setzen die Nachwehen ein. Diese Kontraktionen bewirken, dass sich die Gebärmutter zurückzieht. Angenehm sind die rund drei Minuten dauernden, rhythmischen Wehen nicht, aber im Vergleich zu den Presswehen empfinden viele Mütter sie als kaum schmerzhaft – eher als leichtes, krampfartiges Ziehen. Zumindest bei den Erstgebärenden ist das so. Mit jedem weiteren Kind, das sie zur Welt bringen, werden die Schmerzen erfahrungsgemäß bei vielen Frauen heftiger. Denn immer mehr Muskelkraft ist nötig, damit sich die Gebärmutter zusammenziehen und somit verkleinern kann. Nach dem Stillen kann man die Nachwehen besonders stark spüren: Wenn Sie Ihr Baby anlegen, schüttet der Körper ein Hormon aus, das die Kontraktionen auslöst. Doch trösten Sie sich: Spätestens nach fünf Tagen haben auch die Nachwehen ein Ende.

TIPP: Wärme hilft
Wärme ist krampflösend und macht Schmerzen erträglicher. Eine Wärmflasche, Nierenwärmer und Angorauntrwäsche können bei Nachwehen sehr hilfreich sein.

Arnica D6

Sie spüren die Nachwehen am ganzen Körper, so sehr schmerzen Ihre Muskeln und Gelenke. Am liebsten ist es Ihnen, wenn Sie allein sind, nicht dauernd gefragt und untersucht werden.
> Dosierung: 3-mal täglich 5 Globuli.
> Arnica ist zur Behandlung von Nachwehen besonders dann geeignet, wenn bei der Geburt zum Beispiel ein Dammschnitt notwendig wurde oder aber der Mutterkuchen nicht von selbst gekommen ist, sondern vom Arzt herausgelöst werden musste.

Chamomilla D6

Sie haben anhaltende, stark schmerzende Nachwehen mit Unterleibskrämpfen, der ganze Bauch tut weh. Eigentlich wollen Sie gar nicht so reagieren, aber Ihre Stimmungslage ist ärgerlich und gereizt – man kann Ihnen nichts recht machen.
> Dosierung: 3-mal täglich 5 Globuli.

Cimicifuga D6

Ihr gesamter Bauch verkrampft sich immer wieder. Die einschießenden Schmerzen treten plötzlich auf. Ihre Stimmung ist einerseits gedrückt, trotz der gut verlaufenen Geburt sind Sie traurig. Und dann spüren Sie wieder diese Unruhe, reagieren auf Nichtigkeiten völlig hektisch und sprudeln förmlich über vor Mitteilsamkeit.

> Dosierung: 3-mal täglich 5 Globuli.

Cuprum metallicum D6

Die Nachwehen sind extrem schmerzhaft, der komplette Bauchraum tut Ihnen weh. Die Muskelkrämpfe weiten sich bis in den Rücken und in die Beine aus.

> Dosierung: 3-mal täglich 1 Tablette lutschen (Globuli gibt es erst ab D12).

> Wenn Sie sich bei keinem der anderen genannten Mittel wirklich wiederfinden, dann nehmen Sie Cuprum metallicum D6. Es löst allgemein Muskelkrämpfe sehr gut, weshalb Sie es übrigens auch bei Wadenkrämpfen erfolgreich einnehmen können.

Kalium carbonicum D12

Die schmerzhaften Nachwehen strahlen bis in den Rücken aus, wo sich stechende Schmerzen festgesetzt haben. Vor allem der Bereich der Lendenwirbelsäule tut weh, weshalb Sie nur mit einem Kissen im Kreuz liegen können. Die geringste körperliche Anstrengung macht Sie müde und lässt Sie stark schwitzen.

> Dosierung: 2-mal täglich 5 Globuli.

Babyblues

Man nennt sie »Heultage« oder Babyblues – gemeint ist damit die Achterbahnfahrt der Gefühle, die sich meist am dritten Tag nach der Geburt einstellt, wenn die Milch richtig zu fließen beginnt und die frischgebackene Mutter allerlei hormonelle Turbulenzen durchmacht.

Zwar ist die Freude über die Geburt des kleinen Lieblings riesig, begleitet wird sie jedoch häufig von Zweifeln und Ängsten, ob man die neue Lebenssituation meistern wird, das Kind versorgen kann und wie überhaupt die Zukunft wird. Acht von zehn Frauen leiden an Babyblues. Nach ein paar Tagen ist es mit der unerklär-

POSTNATALE DEPRESSION

In Abgrenzung zur depressiven Verstimmung des Babyblues tritt im Laufe des ersten Jahres nach der Geburt bei etwa 20 Prozent aller Mütter eine sogenannte postnatale Depression (PND) auf, die man ernst nehmen muss und die als psychische Störung vom Arzt behandelt werden sollte. Symptome dafür sind extreme Reizbarkeit, Konzentrationsschwäche, innere Leere und Desinteresse, Ängste, dauernde Müdigkeit und Zwangsneurosen. Diese Beschwerden treten aber nicht plötzlich auf, sondern schleichen sich ein und werden mit der Zeit immer stärker.

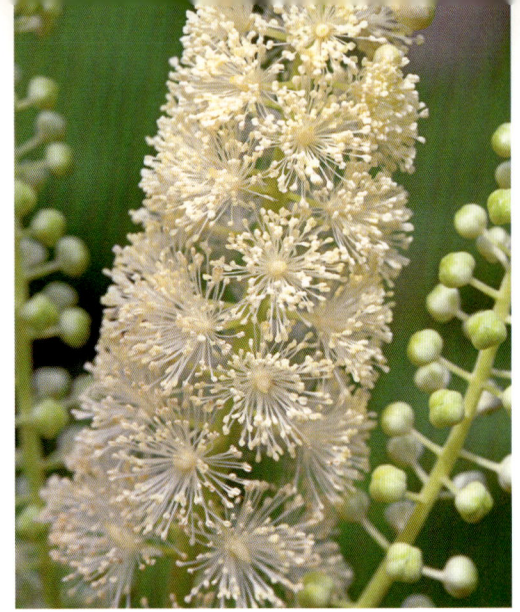

Cimicifuga, die Traubensilberkerze (Actaea racemosa), stammt aus Nordamerika, wird über zwei Meter hoch und liebt es schattig. Nicht die attraktiven Blütentrauben, sondern die Wurzeln werden zu Heilmitteln verarbeitet. Man setzt sie unter anderem bei Frauenbeschwerden ein, die durch hormonelle Schwankungen ausgelöst werden – etwa bei Menstruations- und Wechseljahrsbeschwerden oder bei Depressionen nach der Geburt. Cimicifuga wirkt zudem krampflösend, schmerzstillend und entzündungshemmend und kann deshalb bei vielen weiteren Beschwerden helfen.

lichen Traurigkeit, dem häufigen Weinen und der inneren Ruhelosigkeit meist wieder vorbei. Hat sich Ihr Gemütszustand nach zwei bis drei Wochen jedoch nicht gebessert, sollten Sie medizinischen Rat suchen.

Sagen Sie unbedingt Ihrem Arzt oder Ihrer Hebamme, dass Ihre Stimmung, Ihre Gedanken und Ihre Gefühle unbestimmt merkwürdig oder belastend sind. Nur dann kann man Ihnen helfen und Sie aus dem Tief herausholen. Die Homöopathie kann Sie dabei erfolgreich unterstützen.

> Bitten Sie Ihren Partner oder eine gute Freundin, Ihnen bei der Auswahl des für Sie passenden Mittels zu helfen. Denn gerade in einer psychischen Belastungssituation fehlt ja der dazu notwendige »kühle Kopf«.

> Nehmen Sie das gewählte Mittel nicht länger als drei Wochen ein; sobald es Ihnen besser geht, sollten Sie die Arznei absetzen. Je nach Situation können Sie bei erneuten Beschwerden Ihr Mittel wieder einige Tage lang einnehmen.

Cimicifuga D12

Alles lastet auf Ihnen wie eine »schwere, dunkle Wolke«: Sie leiden unter dieser Schwarzmalerei, jetzt nach der Geburt noch verstärkt. »Wie kann ich eine gute Mutter sein und mich genügend um mein Kind kümmern?« Diese und ähnliche Fragen stellen Sie sich und anderen immer wieder, was in einen regelrechten Redefluss ausufert. Nehmen die geburtsbedingten Beschwerden zu, zum Beispiel Nachwehen oder Wochenfluss, dann steigern sich Ihre Versagensängste noch mehr.

> Dosierung: 2-mal täglich 5 Globuli.

Lachesis D12

Sie fühlen sich eingeengt, körperlich und seelisch. Sie haben das Gefühl, nicht genügend Luft zu bekommen – das kann sich noch verstärkt haben, seitdem Sie eine Narkose zum Beispiel wegen eines Kaiserschnitts bekommen haben. Sie sind misstrauisch und können sehr eifersüchtig reagieren. Ihr innerer Druck lässt nach, wenn Sie sich aussprechen können. Nach dem Schlafen geht es Ihnen eher noch schlechter, auch Wärme vertragen Sie nicht gut.

> Dosierung: 2-mal täglich 5 Globuli.

Platinum metallicum D12

Sie spüren große Probleme im Umgang mit dem Neugeborenen: Einerseits möchten Sie am liebsten »nichts damit zu tun haben«, lehnen das Kind ab. Dann wieder hängen Sie an Ihrem Baby, lassen es nicht aus den Augen und spüren starke Zuneigung. Entsprechend schwankend ist Ihre gesamte Stimmungslage. Mehrfach sind Sie schon angeeckt, da Ihnen arrogantes Verhalten unterstellt wurde. Ihr extrovertiertes Äußeres haben Sie bereits frühzeitig zu Ihrem Markenzeichen gemacht.

> Dosierung: 2-mal täglich 5 Globuli.

Natrium chloratum D12

Nach kurzer Freude über das gesunde Neugeborene stellt sich bei Ihnen wieder diese »erdenschwere«, leidvolle Stimmung ein, die mit Pflichtbewusstsein verquickt ist: »Hoffentlich mache ich ja alles richtig.« Sie ziehen sich zurück, vergraben sich förmlich vor anderen, wollen nicht angesprochen, geschweige denn aufgemuntert werden (»Mir kann sowieso niemand helfen«). Auch alte Erlebnisse beginnen dann wieder im Inneren zu nagen.

> Dosierung: 2-mal täglich 5 Globuli.

TIPP: Raus aus dem Stimmungstief

> Lassen Sie sich in der Apotheke einen »Gute-Laune-Tee« aus Melisse, Frauenmantel und Johanniskraut mischen – er wirkt stimmungsaufhellend und nervenberuhigend. Brühen Sie sich davon bei Bedarf bis zu 3 Tassen täglich auf.

> Gönnen Sie sich möglichst viel Ruhe, und lassen Sie sich im Haushalt und bei der Versorgung des Babys so viel wie möglich helfen. Die anderen sind froh, wenn sie Ihnen unter die Arme greifen können.

> Vertrauen Sie sich einer engen Bezugsperson an und erzählen Sie von Ihrer momentan schwierigen Gemütslage. Darüber zu sprechen hilft.

Sepia D12

Ganz ungewöhnlich für Sie sind diese Erschöpfung, Müdigkeit und Schwermut, die Sie empfinden. Als karriereorientierte Frau erkennen Sie schlagartig die Problematik, den Beruf und die Familie unter einen Hut zu bringen. Am besten ist es, wenn Sie nicht angesprochen werden, schon gar nicht von einem Familienmitglied – das bringt Sie in Rage, lässt Sie wütend werden und ungerechtfertigt handeln.

> Dosierung: 2-mal täglich 5 Globuli.

> Wichtiges und bewährtes Mittel für den Problemkreis »alleinerziehende Mutter«: Sepia hilft Ihnen und damit Ihrem Kind, schwierige Lebensaufgaben besser zu meistern – auch später in anderen Situationen.

Infektion der Geburtswege

Nach der Geburt ist der Muttermund noch einige Tage lang weit geöffnet – und damit ein potenzieller Risikoherd. Denn sind die Nachwehen oder der Wochenfluss schwach, können Keime in die Gebärmutter dringen und eine Entzündung verursachen. Fieber, starke Unterleibsschmerzen und unangenehm riechender Ausfluss sind typische Symptome einer Infektion, die man früher Kindbettfieber nannte.

In jedem Fall gilt: Bei erhöhter Temperatur sollten Sie sicherheitshalber einen Mediziner verständigen. Stellt der Arzt die Diagnose, lässt sich die schmerzhafte Gebärmutterentzündung mit Antibiotika gut bekämpfen.

Die nachstehend genannten Mittel unterstützen die ärztlichen Maßnahmen und können unbesorgt zusätzlich (therapiegestützt) genommen werden.

Belladonna D6

Sie haben plötzlich auftretendes Fieber mit einem ausgeprägten Krankheitsgefühl: hochrotes, heißes Gesicht, später dann auch starkes Schwitzen. Außerdem spüren Sie klopfende Schmerzen im Unterleib, die kommen und gehen und oft mit einem Hitzegefühl verbunden sind.

NACHTSCHWEISS

Sie haben zwar kein Fieber, schwitzen aber extrem viel, vor allem nachts? Keine Sorge – dieser Nachtschweiß ist zwar unangenehm, aber normal. Hormone sorgen dafür, dass Wassereinlagerungen aus der Schwangerschaft nun über die Haut ausgeschieden werden.

Zusätzlich zu den medizinischen Maßnahmen nehmen Sie möglichst rasch Belladonna D6 ein:

> Dosierung: 3-mal im Abstand von etwa 15 Minuten 5 Globuli, danach stündlich. Am zweiten Tag 4- bis 5-mal, gegebenenfalls am dritten Tag 3-mal täglich 5 Globuli.

> Sobald sich Ihr Befinden verändert, kann eines der nachstehend genannten Mittel infrage kommen.

Lachesis D12

Sie leiden unter einem schweren Krankheitsgefühl, das mit Schüttelfrost sowie Fieber verbunden ist. Sie schwitzen und haben starke Kopfschmerzen, der Wochenfluss hat aufgehört. Sie können überhaupt nichts Enges oder Warmes vertragen und sind sehr berührungsempfindlich.

> Dosierung: Am ersten und zweiten Tag 4- bis 5-mal, ab dem dritten Tag 2-mal täglich 5 Globuli.

Mercurius solubilis D12

Der Wochenfluss ist sehr übel riechend. Sie haben zunehmende Schmerzen, das Fieber steigt nur mäßig hoch. Vor allem nachts schwitzen Sie so stark, dass die Nachtwäsche wie »steif« ist. Ihre Zunge ist dick belegt. Häufig besteht auch ein ausgeprägter Speichelfluss.

> Dosierung: Am ersten und zweiten Tag 4- bis 5-mal, ab dem dritten Tag 2-mal täglich 5 Globuli.

Okoubaka D3

Wenn Sie ein Antibiotikum nehmen mussten, empfiehlt sich das Mittel anschließend zur Nachbehandlung.

Nicht selten kommt es mehrmals täglich zu Verdauungsstörungen mit durchfallartigem Stuhl, auch anhaltende Blähungen oder aber eine hartnäckige Verstopfung sind möglich. Sie erholen sich nur sehr langsam von der Infektion und sind ständig müde.

> Dosierung: 3-mal täglich 5 Globuli.

> Okoubaka leitet Giftstoffe aus dem Körper aus und baut auch die Darmflora wieder auf.

KINDBETTFIEBER

Bis Ende des 19. Jahrhunderts war das Kindbettfieber eine der häufigsten Todesursachen junger Mütter. Der ungarische Arzt Ignaz Semmelweis entdeckte den Grund für die hohe Sterblichkeit: Viele Ärzte untersuchten Wöchnerinnen, ohne die Hände gewaschen oder desinfiziert zu haben, und übertrugen dabei gefährliche Keime. Erst aufgrund Semmelweis' Beobachtungen begann man, die Hygiene zu verbessern und in Kliniken und Krankenhäusern antiseptisch zu arbeiten. Seit Entdeckung der Antibiotika Mitte des letzten Jahrhunderts sind die Infektionen glücklicherweise behandelbar.

TIPP: Beckenboden-
training

Wenn die Geburtswege ver-
heilt sind und Hebamme
oder Arzt »grünes Licht«
geben – meist zwei bis vier
Monate nach der Geburt –,
können Sie mit Beckenbo-
dentraining beginnen, das
auch die Blase stärkt:

1. Auf den Rücken legen,
die Beine anstellen, Fersen
möglichst nah am Po. Beim
Einatmen den Rücken auf
die Unterlage drücken, Po-
und Beckenmuskulatur an-
spannen. Das Steißbein an-
heben. Beim Ausatmen
langsam wieder ablegen
und entspannen.

2. Im Sitzen eine Hand auf
das Schambein, die andere
auf das Steißbein legen,
Becken nach hinten kippen.
Die Bauchmuskulatur dabei
anspannen, Pobacken fest
zusammendrücken. Bis 10
zählen, dann entspannen.
10-mal wiederholen.

Blasenbeschwerden (Harnverhalten, Harninkontinenz)

Schon in der Schwangerschaft wird die Blase hormonell bedingt geschwächt und macht häufig Probleme beim Wasserlassen. Weil bei der Geburt die Beckenbodenmuskulatur gedehnt und die Harnwege zusätzlich gereizt werden, kann sich dies noch verstärken. Zum Glück verschwinden die lästigen Beschwerden in der Regel nach dem Wochenbett wieder – Beckenbodengymnastik hilft zusätzlich, das gesamte Blasensystem zu regenerieren. Um richtig und gezielt zu trainieren, sollten Sie unbedingt einen Rückbildungskurs belegen (wird von den Krankenkassen gezahlt) – Ihre Hebamme wird Ihnen behilflich sein.

Aconitum D12

Irgendwie können Sie spontan kein Wasser lassen – die Blase scheint wie »zugeschnürt«. Im Verlauf der Geburt oder danach passierte offenbar etwas, das den Schreck noch unbewusst nachwirken lässt.

> Dosierung: Aconitum ist ein wichtiges Mittel für die Akutsituation. Nehmen Sie 5 Globuli, 3-mal im Abstand von etwa 15 Minuten, und warten Sie dann ab, bis der Harnfluss in Gang kommt. In Abstimmung mit Arzt oder Hebamme können Sie nach zwei Stunden das Mittel wie beschrieben erneut einnehmen, sollte der Urin nicht (ausreichend) fließen.

Arsenicum album D12

Sie spüren keinerlei Harndrang. Sie sind sehr unruhig, möchten am liebsten immer eine Bezugsperson in der Nähe haben. Auch körperlich sind Sie rastlos, und Sie haben großen Durst. Ihnen wurde gesagt, dass die Blase überdehnt ist und sich jetzt eine Schwäche bemerkbar macht.

> Dosierung: 2-mal täglich 5 Globuli.

Causticum D12

Obwohl Ihre Blase voll ist, verspüren Sie kaum Harndrang. Andererseits können Sie den Urin kaum halten, auch wenn Sie »zu-

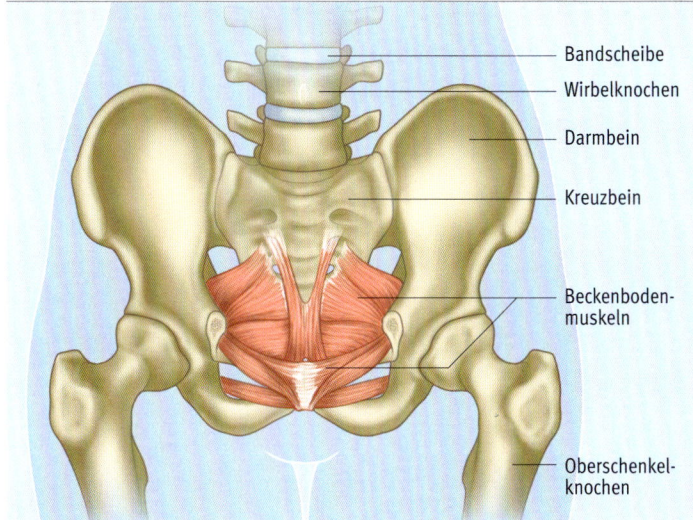

Bandscheibe

Wirbelknochen

Darmbein

Kreuzbein

Beckenboden-
muskeln

Oberschenkel-
knochen

BECKENBODEN-
MUSKULATUR

Wie eine Schale halten die drei Muskelstränge die Beckenorgane, sie umschließen Harnröhre, Scheide und After und kontrollieren die Öffnungen. Bei einer Geburt wird die Muskulatur des Beckenbodens extrem gedehnt – wird sie anschließend nicht wieder trainiert und gestärkt, kann das später zu einer Blasen- oder Gebärmuttersenkung führen. Die Folgen reichen von leichter Inkontinenz (Tröpfeln) bis zum Gebärmuttervorfall.

sammenkneifen«: Bei abrupten Bewegungen, Husten oder Niesen geht immer etwas Urin ab.

> Dosierung: 2-mal täglich 5 Globuli.

Staphisagria D12

Ihnen wurde schon ein- oder mehrmals ein Urinkatheter gelegt, in der Folge kommt es zu einer Reizung der Harnwege und der Blase: Wasserlassen tut weh, brennt auch ab und zu. Manchmal haben Sie Mühe, die Toilette rechtzeitig zu erreichen, da Sie den Urin nur schwer halten können. Sie haben das Gefühl, dass etwas nicht in Ordnung ist, es fühlt sich an »wie verletzt«.

> Dosierung: 2-mal täglich 5 Globuli.

Kaiserschnittwunde

Es gibt immer wieder Geburtssituationen, in denen es nicht möglich ist, ein Baby auf normalem Weg zur Welt zu bringen. Etwa wenn die Anstrengungen der Geburt für das Kind zu groß sind oder wenn es sich ungünstig ins Becken manövriert hat. Glücklicherweise gibt es mit der Kaiserschnittentbindung dann einen operativen Weg, das Baby zu holen.

Als »sanftes« OP-Verfahren gilt die Misgav-Ladach-Methode, die heute fast ausschließlich angewendet wird. Dabei wird ein rund 15 cm langer Schnitt etwas oberhalb des Schambeins gesetzt, die restlichen Gewebsschichten werden gedehnt und »gerissen«. Der Vorteil: Weil weniger Muskeln durchtrennt werden, heilt das Gewebe viel schneller. Dennoch ist ein Kaiserschnitt eine Bauchoperation – Frauen, die so entbinden, müssen sich besonders schonen. Und sie sollten mindestens ein Jahr lang nicht schwanger werden, denn die Narben an den Bauchgeweben brauchen diese Zeit, um gut zu verheilen und einigermaßen elastisch zu werden.

KAISERSCHNITT AUF WUNSCH

Immer häufiger wird das Kind auf Wunsch der Eltern 10 bis 14 Tage vor dem errechneten Geburtstermin per Kaiserschnitt geholt. Doch außer dass sie planbar sind, haben diese OPs keine Vorteile. Im Gegenteil: So entfallen die Wehen – sie sind jedoch das Startsignal für Mutter und Kind, durch das sie sich auf die Geburt einstellen können. Außerdem steigt etwa drei Wochen vor der Geburt im Blut des Fötus der Spiegel des Stresshormons Cortisol stark an – es sorgt dafür, dass sich die Lungen endgültig ausbilden und sich das Kind auf die Geburt vorbereitet. Diese wichtigen Abläufe werden durch den Vorab-Kaiserschnitt gestört.

Bellis perennis D6

Noch Tage nach dem Kaiserschnitt spüren Sie ein anhaltendes Wundheitsgefühl. Sie haben das Empfinden, als sei die Gebärmutter gedrückt oder gequetscht worden. Und Sie müssen sich eingestehen, dass sich Ihre Kräfte nur allmählich wieder einstellen, was Sie ziemlich »runterzieht«.

> Dosierung: 3-mal täglich 5 Globuli.

Staphisagria D6

Ihr Kind wurde per Kaiserschnitt entbunden. Beim Verbandswechsel sehen Sie die Schnittwunde, die noch leicht blutverkrustet aussieht. Sie haben Schmerzen, müssen beim Husten oder Niesen Ihre Hand leicht gegen die Narbe drücken.

> Dosierung: 3-mal täglich 5 Globuli.

> Staphisagria D6 unterstützt das rasche Abheilen von Schnittwunden, zum Beispiel nach Operationen. Es beugt auch einer Wundinfektion vor. Vor allem, wenn es sich um einen Wunsch-Kaiserschnitt handelt, sollten Sie sofort nach dem Eingriff mit der Einnahme des Mittels starten.

Calcium fluoratum D12

Bereits während der Schwangerschaft hatten Sie Venenbeschwerden und schmerzende Hämorrhoiden. Deshalb kennen Sie auch das Thema Bindegewebsschwäche. Das machte sich schon in der Vergangenheit mit unschöner Narbenbildung bemerkbar.

> Dosierung: 2-mal täglich 5 Globuli.

> Calcium fluoratum – auch ergänzend zu Silicea (siehe unten) – ist ideal in der Narbenbehandlung. Das Abheilen wird »von innen her« wirkungsvoll unterstützt. Sinnvoll ist eine kurmäßige Behandlung: Nehmen Sie Calcium fluoratum D12, 2-mal täglich 5 Globuli, in dreiwöchigem Wechsel mit Silicea D12, 2-mal täglich 5 Globuli (am besten über 3 bis 4 Monate hinweg).

Silicea D12

Sie beobachten an sich, dass alte Narben schmerzen und dazu neigen, wieder aufzubrechen. Schweres Tragen löst oft Muskelschmerzen aus. Sie leiden immer wieder unter Rückenschmerzen. Dies deutet auf ein schwaches Bindegewebe hin, was sich auch in ersten Fältchen in den Augenwinkeln als »Krähenfüße« zeigt.

> Dosierung: 2-mal täglich 5 Globuli.

> Silicea ist ein bewährtes Mittel zur Narbenbehandlung (siehe auch Dammriss, Seite 77). Zusätzlich kann Silicea-Salbe 2- bis 3-mal täglich dünn auf die Narbe aufgetragen werden.

Schambein- und Steißbeinschmerzen

Ist der Kopf des Kindes relativ groß, das Becken der Mutter hingegen eher schmal, kann es während der Geburt zu einer Überdehnung des Beckenrings und der Bänder kommen. Schmerzen am Scham- und Steißbein, die in den Rücken, die Hüfte und die Oberschenkel ausstrahlen können, sind dann häufig die Folge. Meistens verschwinden sie einige Tage nach der Geburt, wenn sich alle Gewebe und Gelenke zu regenerieren beginnen.

Zeigt sich keine Besserung, fragen Sie bitte Ihre Hebamme oder Ihren Arzt um Rat. Hilfreich sind spezielle Übungen, die Ihnen eine Hebamme oder ein/-e Krankengymnast/-in zeigt.

Castor equi D6 und Hypericum D6

Durch das lange Liegen oder Sitzen oder aber durch ein fehlendes Fett- und Muskelpolster am Steiß plagen Sie anhaltende Steißbeinschmerzen. Sie wissen gar nicht mehr, wie Sie sich setzen sollen, und versuchen deshalb, eine Schonhaltung einzunehmen.

TIPP: Narbenpflege

> Spezielle Narbengels oder -salben (zum Beispiel mit Weißwurzextrakt oder Silicea) helfen, Blutergüsse und starke Vernarbungen zu lindern. Wenden Sie sie aber erst an, wenn sämtliche Klammern oder Fäden entfernt sind.

> Vermeiden Sie mindestens ein halbes Jahr lang starke Reize: Sonne, Solarium, Sauna oder Kälte stören die Regeneration der Haut, auch können Farb- und Oberflächenveränderungen auftreten.

> Zu enge oder synthetische Kleidung kann scheuern und die Haut reizen – sie reagiert dann mit Rötungen, Verhärtungen oder Juckreiz.

TIPP: Die richtige Ernährung unterstützt Sie auch in der Babyzeit

Essen Sie bewusst und verantwortungsvoll, denn Ihr Baby erhält über die Muttermilch alle wichtigen Nährstoffe, die Sie mit gesunder, ausgewogener Kost zu sich nehmen sollten. Kohlenhydrathaltige Lebensmittel wie Brot, Kartoffeln, Reis und Nudeln dürfen Sie reichlich essen: 100 Gramm mehr als die normale Tagesration. Von Obst und Gemüse, die wichtige Vitamin- und Mineralstofflieferanten sind, können Sie 150 Gramm zusätzlich essen. Ein Viertelliter mehr darf es bei Milch und Milchprodukten sein. Fleisch, Fisch und Eier sollten ebenfalls auf dem Speiseplan stehen. Von Süßigkeiten, sehr fettreicher Kost und leeren Kalorien (Knabbergebäck) hingegen sollten Sie besser die Finger lassen. Auch blähende Nahrungsmittel wie Hülsenfrüchte sind jetzt ungünstig, weil sie beim Baby Blähungen und Bauchschmerzen verursachen können. Sehr wichtig: Trinken Sie viel! 2,5 Liter pro Tag sollten es idealerweise sein. Nehmen Sie Mineralwasser, ungesüßte Kräuter- oder Früchtetees und Saftschorle zu sich. Auf schwarzen Tee, Kaffee und Cola sollten Sie verzichten – die anregenden Stoffe Tein und Koffein gehen in die Muttermilch über und machen auch das Baby wacher (Koffein baut sich erst nach drei Tagen im Blut des Säuglings ab).

> Dosierung: Castor equi D6 3-mal täglich 5 Globuli vor dem Essen, Hypericum D6 3-mal täglich 5 Globuli nach dem Essen (jeweils in 10-minütigem Abstand zum Essen).
> Reiben Sie als zusätzliche Maßnahme den Steiß mit Johanniskrautöl (Rotöl) ein: Das Öl wirkt schmerzlindernd – und hilft übrigens hervorragend bei Neuralgien.

Ruta graveolens D6

Während des Geburtsvorgangs wurden Ihre Bänder, Sehnen und Muskelansätze im Beckenbereich stark gedehnt und gereizt. Das verursacht jetzt auch Ihre anhaltenden Schmerzen.
> Dosierung: 3-mal täglich 5 Globuli.

Symphytum D6

Sie waren inzwischen schon mehrfach bei der Untersuchung, da die Schmerzen im Schambeinbereich nicht abklingen wollen, obwohl seit der Geburt schon einige Zeit vergangen ist. Vor allem, wenn Sie sich bewegen, verstärken sich die Beschwerden.

> Dosierung: 3-mal täglich 5 Globuli.

> Wenn Ihnen von der Hebamme oder Ihrem Arzt gesagt wurde, dass die anhaltenden Schambeinschmerzen durch eine ausgeprägte Beckenringlockerung verursacht sind, dann ist Symphytum der Klassiker für die Behandlung. Sie können Symphytum D6 im 3-wöchigen Wechsel mit Ruta graveolens D6 einnehmen.

Wochenfluss

Ein bis zwei Tage nach der Geburt werden Sie noch recht stark aus der Scheide bluten. Grund dafür ist die Gebärmutterwunde, die nach dem Ablösen des Mutterkuchens bleibt. Doch bereits am dritten Tag wird das Blut weniger werden und der typische Wochenfluss einsetzen.

Diese rötlich- oder bräunlich-wässrige Flüssigkeit transportiert altes Blut und Eihautreste aus der Gebärmutter. Der Wochenfluss dauert etwa vier Wochen an.

Achten Sie darauf, Binden und Einlagen (keine Tampons!) häufig zu wechseln und lieber zu duschen als zu baden – andernfalls können krank machende Keime leichter in die Gebärmutter aufsteigen.

Bellis perennis D6

Der Wochenfluss ist dunkelrot und verstärkt. Der ganze Unterleib und insbesondere der Dammbereich bereiten Ihnen Schmerzen. Insgesamt war die Geburt doch sehr anstrengend für Sie – nur allmählich kommen Sie zu Kräften.

> Dosierung: 3-mal täglich 5 Globuli.

> Bellis perennis fördert die Wundheilung im Genitalbereich und unterstützt die Rückbildung der Gebärmutter.

Pulsatilla D6

Menge und Aussehen des Wochenflusses ändern sich fast täglich. Mal gewinnen Sie den Eindruck, dass er schon vorüber ist, doch am nächsten Tag setzt er umso stärker wieder ein. Und so wech-

WICHTIG

Wenn Sie mehrere Tage lang keinen Wochenfluss haben, gleichzeitig mit erhöhter Temperatur, Kopf- oder Rückenschmerzen kämpfen, könnte ein Wochenfluss-Stau vorliegen. Geben Sie der Nachsorge-Hebamme umgehend Bescheid, sie kann beispielsweise mit einer Bauchmassage den Wochenfluss meist wieder in Gang bringen.

selt nicht nur die Farbe des Blutes von hell- zu dunkelrot, auch die Gerinnung ist unterschiedlich: Mal ist das Blut fast klumpig, dann wieder sehr dünnflüssig.

> Dosierung: 3-mal täglich 5 Globuli.

Secale cornutum D6

Vor allem beim Stillen treten stark schmerzende Nachwehen auf, die jedes Mal auch den Wochenfluss verstärken. Das Blut ist auffallend dunkel, fast schwarz, und von intensivem Geruch. Die Schmerzen und der anhaltende Wochenfluss zehren an Ihren Kräften.

> Dosierung: 3-mal täglich 5 Globuli.

> Das Mittel eignet sich besonders gut für die erschöpfte Frau, die schon mehr als einmal entbunden hat.

Ustilago maydis D6

Obwohl die Geburt schon etwas zurückliegt, ist der Wochenfluss anhaltend stark. Das Blut zeigt auffallende Strähnen und zieht Fäden, auch ist es eher dickflüssig.

> Dosierung: 3-mal täglich 5 Globuli.

> Das Mittel ist geeignet, den wichtigen Wochenfluss »in Fluss« zu halten, wenn er zu zähflüssig wird.

Erschöpfung, Schwäche

Ein Kind zu gebären ist ein hartes Stück Arbeit. Jede frischgebackene Mama ist erleichtert, dass alles gut lief – und die beiden Hormone Adrenalin und Oxytocin sorgen nach der Geburt für ein unbeschreibliches Glücksgefühl. Doch danach macht sich oft tiefe Erschöpfung breit. Auch in den kommenden Wochen wird Ihnen einiges abverlangt – schließlich stürmt viel Neues auf Ihre Seele ein: vom Stress, sich auf unstrukturierte Tagesabläufe und die neue Lebensphase einzustellen, bis zum Schlafmangel durch das nächtliche Stillen oder Fläschchengeben.

Damit sich alles gut einspielt und Sie wieder fit werden, sollten Sie jegliche Hilfe aus Ihrem Umfeld annehmen. Hier kann Ihr Partner die Managerrolle übernehmen und Hilfe von Mutter,

GU-ERFOLGSTIPP

Was tun bei chronischem Schlafmangel? Sicher fordert auch Ihr kleiner Mitbewohner nachts sein Recht ein – und Sie sind in den ersten Monaten jede Nacht mehrfach mit Stillen oder Fläschchengeben und Wickeln beschäftigt. Damit Sie trotz des Schlafdefizits nervlich stabil bleiben, nehmen Sie Cocculus D12, 2-mal täglich 5 Globuli. Das hilft übrigens genauso übernächtigten Vätern.

Schwiegermutter und Freunden im Haushalt koordinieren – sodass Ihrer kleinen Familie möglichst viel Zeit für sich bleibt.

Acidum phosphoricum D12

Schon die Schwangerschaft war für Sie körperlich und seelisch
problematisch. Deshalb haben Sie auch die Geburt als sehr kräf-
tezehrend empfunden. Bedingt durch die Schwäche, will sich kein
Milchfluss einstellen. Außerdem stellen Sie fest, dass innerhalb
kurzer Zeit Ihr Haar glanzlos und recht grau wird.
> Dosierung: 2-mal täglich 5 Globuli.
> Das Mittel hilft auch, nach Schwangerschaft und Entbindung
wieder seelisch Kraft zu schöpfen.

China D6

Die Geburt war kompliziert, weil Sie viel Blut verloren haben,
zum Beispiel durch einen stark blutenden Dammriss oder weil
der Mutterkuchen nicht spontan gekommen ist und abgelöst
werden musste. Oder aber Sie mussten per Kaiserschnitt entbinden und haben dadurch Blut verloren.
> Dosierung: 3-mal täglich 5 Globuli.

Ferrum metallicum D12

Sie leiden unter Schwindel, fühlen sich allgemein geschwächt,
schon die geringste Anstrengung erschöpft Sie und macht Sie fer-
tig. Deshalb reagieren Sie auch schnell gereizt. Ihre Gesichtsfarbe
wechselt oft und schnell – mal sind Sie rotgesichtig, mal auffallend blass (»käsig«).
> Dosierung: 2-mal täglich 5 Globuli.
> Das Mittel bewährt sich vor allem dann, wenn Ihr Eisenspiegel
niedrig ist.

Secale cornutum D6

Sie haben schon ein Kind zur Welt gebracht. Doch dieses Mal er-
schien Ihnen die körperliche Erschöpfung viel ausgeprägter. Sie
frieren ständig. Ihr Körpergewicht ist deutlich »unter normal«.
> Dosierung: 3-mal täglich 5 Globuli.

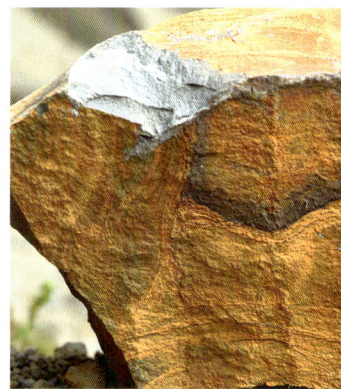

Ferrum metallicum (Eisen) ist
eines der ältesten homöopathischen Mittel. Es wirkt auf das
Blut und die Blutbildung und
wird in der Homöopathie vor
allem bei Stoffwechselstörungen
eingesetzt. Im Bild sehen Sie
einen Lavastein mit Eisen. Das
Schwermetall ist Hauptbestand-
teil von Erdkern und -kruste,
meist mineralisch als Eisenerz
gebunden. Und das muss in
Hochöfen geschmolzen werden,
um reines Eisen zu gewinnen.

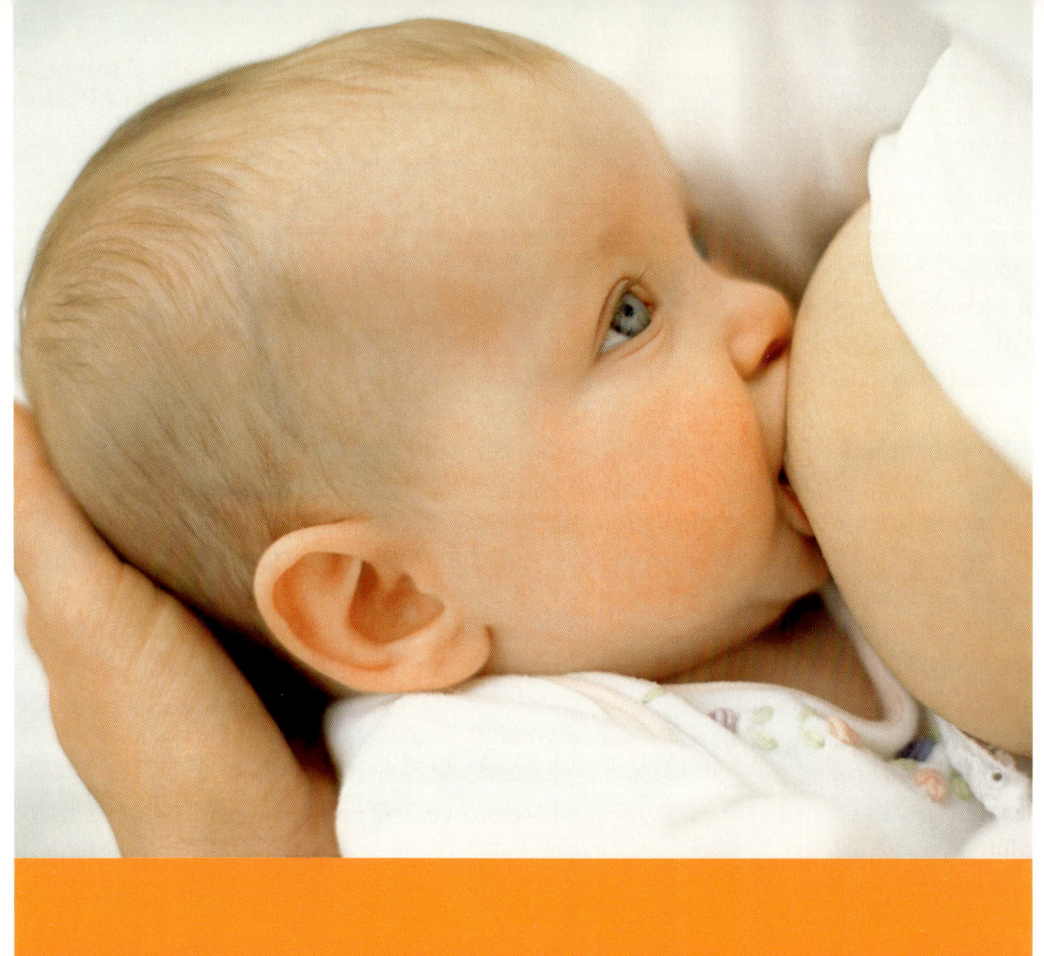

Unterstützung beim Stillen

Die meisten Mütter entscheiden sich dafür, ihr Baby zu stillen, weil es die natürlichste und beste Form ist, sein Kind zu ernähren. Muttermilch enthält in idealer Zusammensetzung alle wichtigen Nähr- und Abwehrstoffe, die der Säugling braucht. Auch aus entwicklungspsychologischer Sicht ist Stillen der beste Start ins Leben für ein Baby – es fördert nicht nur die körperliche, sondern auch die emotionale Entwicklung, es gibt Sicherheit, Geborgenheit und festigt die Bindung von Mutter und Kind.

Auch wenn es zu Beginn vielleicht einige Probleme gibt, etwa mit dem Milcheinschuss: Verzagen Sie nicht! Es lohnt sich, dranzubleiben und sich und Ihrem Kind die Chance für eine gemeinsame »Stillbeziehung« zu geben. Sie stärkt das Urvertrauen Ihres Babys und schafft eine glückstiftende, innige Verbundenheit.

Lassen Sie sich im Krankenhaus, in einer Stillgruppe oder von der Nachsorge-Hebamme zeigen, wie das Kind richtig angelegt wird, um Verletzungen und daraus resultierenden Frust zu vermeiden. Keine Sorge, Sie werden sich bald aufeinander einspielen – spätestens nach 10 bis 12 Wochen läuft alles wie von allein! Vor allem, wenn Sie darauf achten, beim Stillen eine Ruhezone zu schaffen, bei der Sie und Ihr Kind entspannt sein können.

Kinderärzte und Stillberaterinnen empfehlen übrigens, Säuglinge mindestens in den ersten sechs Lebensmonaten voll zu stillen, also ohne Zugabe von Beikost, Tee oder Wasser.

Auch wenn Stillen die beste und praktischste Gesundheitsförderung fürs Baby ist, so kommt es doch vor, dass Mütter nicht stillen. Die Brust zu geben ist wichtig, aber es ist nur ein Teil des Mutterseins. Damit es sich gut entwickeln kann, braucht ein Kind vor allem Liebe, Zärtlichkeit und Zeit – egal in welcher Form.

TIPP: Wenn Sie nicht stillen können

… dann sorgen Sie beim Fläschchengeben trotzdem für viel Hautkontakt – das tut Ihnen und dem Baby gut. Nehmen Sie außerdem Ignatia D12: 2-mal täglich 5 Globuli, etwa 10 Tage lang. Es harmonisiert Ihr Seelenleben und die Beziehung zu Ihrem Kind.

Die Milchbildung anregen

Damit der Milchfluss in Gang kommen kann, sind vor allem zwei Punkte wichtig: Geduld und Ruhe. Die Hormonumstellung beginnt zwar umgehend nach der Geburt, dennoch kann es bis zu fünf Tage dauern, bis das »Milchhormon« Prolaktin wirkt und sich die Brust richtig mit Milch füllt. Sie fließt auch erst dann gut, wenn Sie möglichst entspannt und ausgeruht sind.

Bestens versorgt – Aufbau der Muttermilch

Die Brust liefert Ihrem Säugling vom ersten Moment an Nahrung, die man in ihrer Zusammensetzung in drei Phasen einteilt:

> Die **Vormilch,** auch Kolostrum genannt, bildet sich ab dem Zeitpunkt der Geburt und ist die erste, sehr nährstoffreiche »Mahlzeit« für das Baby, wenn Sie es direkt nach der Geburt zum

ersten Mal anlegen. Diese Vormilch enthält hohe Anteile an Immunfaktoren, die einen wichtigen Allergieschutz liefern und für eine gesunde Darmflora sorgen. Außerdem stecken darin alle nötigen Fettsäuren, Eiweiße und Mineralien. Es sind nur ein paar Tropfen, doch sie ist reichhaltig genug, den Säugling satt zu machen. Außerdem ist Babys Bäuchlein mit reichlich Fruchtwasser gefüllt, bis der richtige Milcheinschuss beginnt.

> Die **Übergangsmilch** wird produziert, wenn die Bildung der reifen Frauenmilch in Gang kommt, und sie deckt bis zum Ende der zweiten Lebenswoche den Nahrungsbedarf des Babys ab. Übergangsmilch enthält mehr Fett und Kohlenhydrate als die Vormilch, außerdem ist ihr Gehalt an Milchzucker und Vitaminen erhöht. Sie sorgt dafür, dass der übliche Gewichtsverlust der ersten Tage ausgeglichen wird.

> Ab etwa der dritten Woche spricht man von reifer **Muttermilch**. Sie ist optisch und in ihrer Konsistenz nun eher wässrig, entspricht in der Zusammensetzung aber genau dem, was das Baby individuell benötigt. Ein Kind, das alle vier bis fünf Stunden trinkt, erhält eine sättigendere, fettreichere Milch als ein Kind, das oft nach der Brust verlangt – etwa an einem heißen Sommertag, wenn die Milch vor allem auch den Durst löschen soll.

Acidum phosphoricum D12

Schon die Schwangerschaft war für Sie emotional und körperlich problematisch, dann verlief auch die Geburt nicht so optimal. Jetzt fühlen Sie sich einfach nur matt und müde, und der Milcheinschuss will einfach nicht erfolgen.

> Dosierung: 2-mal täglich 5 Globuli.

Lac defloratum D12

Anfänglich kam etwas Milch, aber richtig in Gang kommen will die Milchbildung nicht – obwohl die Brust schwer und voll wirkt und Sie Ihr Baby auch regelmäßig anlegen. Was Sie ansonsten nicht kennen: Sie leiden unter Kopfweh und Verstopfung, wobei Sie sich die Ursachen nicht erklären können.

> Dosierung: 2-mal täglich 5 Globuli.

TIPP: So regen Sie den Milchfluss an

> Hilfreich sind Schultermassagen, Schulterkreisen und sanfte Streichmassagen der Brüste, um den Oberkörper zu lockern und die Milchbildung anzukurbeln.

> Jedes Saugen des Babys regt den Milchfluss an. Legen Sie es bei jeder Stillmahlzeit immer an beiden Brüsten an.

> Nicht vergessen: Trinken Sie genügend (ideal ist stilles Wasser) – das erhöht auch die Milchmenge.

Phytolacca D12

Irgendwie ist es unverständlich: Obwohl Sie körperlich und seelisch alles gut überstanden haben, kommt keine Milch. Nur manchmal haben Sie ziehende Schmerzen von der Brust bis in die Achselhöhle.

> Dosierung: 2-mal täglich 5 Globuli.

Milchstau

Die Brust spannt und ist an einigen Stellen verhärtet? Klassische Anzeichen für einen Milchstau. Er bildet sich, wenn beispielsweise eine Brust nicht ganz leer getrunken oder das Baby falsch angelegt wurde. Einzelne Milchgänge im Drüsengewebe sind dann noch gefüllt, und die Milch kann nicht abfließen. Die Brust schwillt an und tut weh. Mithilfe der Homöopathie und einfacher Hausmittel (siehe rechts und Seite 98) kann man den Schmerz loswerden und den Milchstau beseitigen.

Sobald Sie ein auch nur leichtes Wärmegefühl spüren oder gar eine Rötung bemerken, weist dies auf eine beginnende Brustdrüsenentzündung (Mastitis) hin: Schauen Sie sich bitte die ab Seite 98 genannten Mittel an, und nehmen Sie zudem die Hilfe Ihrer Hebamme in Anspruch.

Phellandrium D6

Trotz der einschießenden Milch kommt es nach einigen Tagen zum Milchstau: Wenn Sie Ihr Baby anlegen beziehungsweise Milch abpumpen, treten in der Brust Schmerzen auf, die bis in die Achselhöhle ausstrahlen.

> Dosierung: 3-mal täglich 5 Globuli.

Phytolacca D6

Ihre Brüste sind schwer, weil sich die Milch immer mehr staut. Einzelne Stellen fühlen sich richtig hart an. Deshalb versuchen Sie bereits, den Fluss mit einer Milchpumpe in Gang zu halten.

> Dosierung: 3-mal täglich 5 Globuli.
> Phytolacca hilft, den Milchfluss in Gang zu setzen, damit sich keine Entzündung entwickelt.

TIPP: Das hilft, den Milchstau zu lösen

> Legen Sie vor dem Stillen feuchtwarme Tücher auf die Brust, oder duschen Sie warm. Wärme sorgt dafür, dass sich die Gefäße öffnen – und die Milch fließt besser.

> Ist die Brust nach dem Stillen noch knotig, massieren Sie die Verhärtungen sanft und streichen die Milch mit kräftigen Streichbewegungen in Richtung Brustwarze aus.

> Anschließend hilft Kühlen, am besten mit einem entzündungshemmenden Quarkwickel: Quark zimmerwarm messerrückendick auf eine Mullwindel streichen, die Brust damit umwickeln, Brustwarze aussparen. Entfernen, wenn der Quark angetrocknet ist.

TIPP: Kohlwickel gegen Schmerzen

Kohl ist seit Jahrhunderten ein bedeutendes Hausmittel, weil er entgiftende, entzündungshemmende und keimtötende Wirkung hat. Auch bei einem Milchstau hilft er, die Schwellung zu lindern und die Milchgänge frei zu machen. So geht's: 2 bis 3 Weißkohl- oder Wirsingblätter waschen, trocken schütteln, in eine Windel einschlagen und mit dem Nudelholz so lange rollen, bis Pflanzensaft austrat. Anschließend die Windel entfernen und die Blätter auf die Brust legen. Etwa 1 Stunde einwirken lassen.

Pulsatilla D12

Ihnen kommt es so vor, als ändere sich die Brust dauernd, und Sie können kein verlässliches Gefühl für Ihre Milch entwickeln. Sie sind deshalb verzagt, und nicht selten kommen Tränen: Diese ständig wechselnden Situationen machen Sie mutlos. Und doch sind Sie rasch wieder optimistisch, wenn man Ihnen aufmunternd zuredet.

> Dosierung: 2-mal täglich 5 Globuli.

Brustdrüsenentzündung

Wenn die Brust nicht nur knotig, sondern auch rot ist, wenn sie sich heiß anfühlt, spannt und wehtut, steckt vermutlich eine Brustdrüsenentzündung (Mastitis) dahinter. Diese schmerzhafte, meist mit Fieber einhergehende Entzündung entwickelt sich aus einem Milchstau. Sie kann im schlimmsten Fall sogar eitrig werden und die Einnahme von Antibiotika notwendig machen.

Melden Sie sich bei Verdacht auf eine Mastitis bitte gleich bei Ihrer Hebamme, damit alles getan werden kann, um Ihnen das Weiterstillen zu ermöglichen.

> Am einfachsten ist es, das Mittel entsprechend dem Entzündungsstadium auszuwählen. Ein wichtiges Unterscheidungsmerkmal ist, wie der schmerzende Bereich aussieht: Ist die Haut gerötet und warm beziehungsweise heiß? Zeigt sich bereits Eiter (gelbe Pünktchen)?

Entzündungsstadium

Belladonna D6

Relativ rasch entwickelt sich eine Entzündung. Die Stelle ist tomatenrot und heiß; in diesem Bereich haben Sie klopfende Schmerzen. Auch steigendes Fieber kann dabei sein, und Ihr Gesicht ist heiß und gerötet. Liegen diese Leitsymptome vor, dann nehmen Sie Belladonna D6 wie folgt:

> Dosierung: 3-mal jeweils 5 Globuli im Abstand von 15 Minuten nehmen, danach etwa stündlich 5 Globuli. Am zweiten Tag nehmen Sie das Mittel nur noch alle 2 Stunden ein. Wenn die Entzündung weiter zurückgeht, nehmen Sie das Mittel noch 1 bis

2 Tage lang ein. Verändern sich jedoch die Leitsymptome, prüfen Sie bitte, ob eventuell ein anderes Mittel infrage kommt.

Bryonia D6

Sie möchten nur eines: dass Sie sich bloß nicht bewegen müssen und dass nichts und niemand Ihre stark schmerzende und gespannte Brust auch nur berührt. Deshalb möchten Sie am liebsten ruhig liegen. Zudem haben Sie Fieber und ein starkes Durstgefühl.

> Dosierung: Am ersten und zweiten Tag 4- bis 5-mal, ab dem dritten Tag 3-mal täglich 5 Globuli.

Phytolacca D6

Sie haben eine geschwollene Brust mit tastbaren, schmerzhaften Knoten, die Haut ist gerötet und heiß. Auf der betroffenen Seite können auch die Lymphknoten in der Achselhöhle schmerzhaft geschwollen sein. Sie fühlen sich allgemein krank und wie zerschlagen, auch Gelenksschmerzen können auftreten.

> Dosierung: Am ersten und zweiten Tag 4- bis 5-mal, ab dem dritten Tag 3-mal täglich 5 Globuli.

Eiterungsstadium

Hepar sulfuris D12

An der am stärksten schmerzenden Stelle sehen Sie bereits ein oder mehrere kleine Eiterpünktchen. Die Schmerzen fühlen sich an wie Splitter in der Haut. Auch die Lymphknoten in der Achselhöhle können schmerzhaft geschwollen sein. Ihre Körpertemperatur ist eventuell erhöht.

> Dosierung: Lutschen Sie 4- bis 5-mal täglich 1 Tablette – die Eiterstelle sollte aufgehen und der Eiter abfließen.

> Wird die Behandlung erst dann begonnen, wenn die eiternde Stelle schon sehr deutlich sichtbar, nur noch nicht von selbst aufgegangen ist, dann nehmen Sie Hepar sulfuris in der Potenz D6.

> Sie können das Mittel auch zusätzlich (therapiegestützt) zu den vom Arzt beziehungsweise der Hebamme verordneten Maßnahmen anwenden.

TIPP: Das Baby von der Brust nehmen

Manchmal schlafen Neugeborene an der Brust ein – der Speichel »weicht« die Brust jedoch ein, was bei einer ohnehin rissigen Warze nicht gut ist. Ziehen Sie nun keinesfalls einfach die Brustwarze weg, das verstärkt Babys Saugreflex. Besser: Schieben Sie vorsichtig Ihren kleinen Finger in einen Mundwinkel, das unterbricht das Saugen, und Sie können Ihre Warze sanft aus dem Mund des Säuglings ziehen.

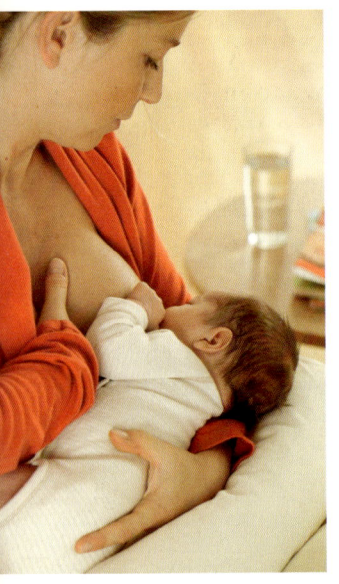

Ihr Baby sollte beim Stillen immer gerade liegen, die Füßchen möglichst nicht frei in der Luft. Idealerweise bilden Kopf, Schulter und Hüfte eine Linie, die Nase ist auf Höhe der Brustwarze – wie zum Beispiel in der »Wiegehaltung« auf dem Bild: Das Baby liegt Bauch an Bauch mit der Mutter, im rechten Winkel zur Brust.

Silicea D12

Der Schmerz hat nachgelassen, der Eiter ist abgeflossen, eventuell kommt nur noch eine wässrige, leicht blutige Wundflüssigkeit. Nur die Wunde will nicht recht abheilen.

> Dosierung: 2-mal täglich 5 Globuli.

> Nehmen Sie zur Nachbehandlung einer Brustdrüsenentzündung unbedingt Silicea ein, da es zur optimalen Wundheilung beiträgt und unschöner Narbenbildung vorbeugt.

Wunde Brustwarzen (Schmerzen, Risse)

Kaum etwas veranlasst eine stillende Mutter so häufig dazu, ihr Baby vorzeitig von der Brust zu entwöhnen, wie wunde Brustwarzen. Schmerzhafte Risse, teilweise offene Stellen machen es schier unerträglich, das Kind saugen zu lassen. Grund dafür ist meistens falsches oder einseitiges Anlegen.

Um Verletzungen von Warze und Warzenhof zu vermeiden, ist es wichtig, verschiedene Stillpositionen einzuüben und immer wieder zu wechseln. So werden die unterschiedlichen Milchdrüsen geleert (es kommt nicht zu einem Milchstau). Und weil Säuglinge beim Trinken die Brust mit dem Unterkiefer massieren, wird das Gewebe bei Haltungswechseln nicht immer an derselben Stelle gereizt. Lassen Sie sich von Ihrer Hebamme beraten!

Acidum nitricum D12

Sie haben rissige Brustwarzen, der Riss geht weit in die Tiefe und erzeugt ein Gefühl wie von einem Splitter. Allgemein fühlen Sie sich geschwächt, kommen auch rasch ins Schwitzen.

> Dosierung: 2-mal täglich 5 Globuli.

Castor equi D6

Obwohl Sie erst kurze Zeit stillen, haben sich schon Risse in den Brustwarzen gebildet. Diese machen das Stillen zur Qual.

> Dosierung: 3-mal täglich 5 Globuli.

> Wenn Sie sich von den anderen, hier genannten Mitteln nicht angesprochen fühlen, dann nehmen Sie einfach Castor equi D6 ein: Es unterstützt den Heilungsprozess in jedem Fall.

Lac caninum D12

Sie leiden unter schmerzenden Brüsten, die extrem berührungs-empfindlich sind. Das Stillen tut weh, selbst den Still-BH empfinden Sie als sehr unangenehm.

> Dosierung: 2-mal täglich 5 Globuli.

Phytolacca D6

Obwohl die Brust keinerlei Entzündungen zeigt, treten beim Stillen Brustschmerzen auf, die bis in den Rücken ausstrahlen. Und Ihre Brüste neigen dazu, rasch einen Knoten durch Milchstau zu entwickeln.

> Dosierung: 3-mal täglich 5 Globuli.

Silicea D12

Die einmal durch einen Riss entstandene Entzündung der Brustwarze will nicht abheilen. Sie haben zur äußerlichen Behandlung schon Verschiedenes ausprobiert. Nach jedem Stillen verstärken sich die Schmerzen, auch etwas Blut kann aus dem Riss austreten.

> Dosierung: 2-mal täglich 5 Globuli.

> Unterstützend können Sie rissige Brustwarzen nach dem Stillen mit Calendula-Öl abtupfen und danach Calcium-fluoratum-Salbe auftragen (aus der Apotheke).

> Übrigens ist Silicea D12 auch ein sehr bewährtes Mittel bei flachen Brustwarzen, wenn sich das Kind nur schwer anlegen lässt. Massieren Sie die Brustwarzen zusätzlich mit oben genannter Calcium-fluoratum-Salbe zwischen Daumen und Zeigefinger und ziehen Sie dabei leicht an den Brustwarzen.

Den Milchfluss reduzieren, abstillen

Nach fünf bis sechs Monaten, die Sie Ihr Baby nun mit Muttermilch versorgt haben, können Sie allmählich über das Abstillen nachdenken. Im zweiten Lebenshalbjahr ist der kleine Organismus nämlich so weit, dass er andere Kost verdauen kann, und Sie können die Stillmahlzeiten nach und nach durch Beikost ersetzen. Getreide-Obst-Brei, Gemüse-Fleisch-Brei, selbst kochen oder Gläschen? Viele Fragen tun sich plötzlich wieder auf.

TIPP: Auch das hilft wunden Brustwarzen

> Wirkt entzündungshemmend: Streichen Sie nach dem Stillen einige Tropfen Milch aus der Brust und verteilen Sie diese auf der Warze und den schmerzenden Stellen. An der Luft trocknen lassen.

> Pflegen Sie die Brustwarze mehrmals täglich mit echtem Lanolin (aus der Apotheke). Es wirkt sanft entzündungshemmend, macht die Haut geschmeidig und widerstandsfähiger.

> Wärme tut gut: Lassen Sie Luft und Licht an den Busen – einige Minuten Sonne (im Winter Rotlicht oder Föhnwärme) lindern Schmerzen und fördern die Heilung.

Damit Sie einen Abstillplan entwickeln können, ist eine Beratung zur Säuglingsernährung in einer Stillgruppe oder bei Ihrer Hebamme hilfreich.

Phytolacca D1

Sie möchten nun nach mehreren Monaten abstillen, oder Ihnen wurde zum Abstillen geraten. Außerdem haben sich einzelne schmerzhafte Verhärtungen in der Brust gebildet.

> Dosierung: Am ersten und zweiten Tag 4- bis 5-mal, ab dem dritten Tag 3-mal täglich 5 Globuli.

Lac caninum D6

Sie haben eine außergewöhnlich starke Milchbildung, müssen zwischendurch sogar Abpumpen. Oder: Äußere Umstände nötigen Sie zum Abstillen, zum Beispiel zunehmende Probleme mit dem Partner.

> Dosierung: Am ersten und zweiten Tag 4- bis 5-mal, ab dem dritten Tag 3-mal täglich 5 Globuli.

> Wenn Stillen psychosomatische Beschwerden verursacht, bewährt sich Lac caninum besonders. Und: In höherer Potenz wird es einmalig genommen, wenn das Kind aus sozialen oder medizinischen Gründen nicht gestillt werden kann oder darf.

WIEDER MITTEN IM LEBEN

Nach dem Abstillen ist ein besonders intensiver Teil der Mutterschaft abgeschlossen. Die ersten wichtigen Monate, in denen ein enges Band zwischen Mama und Baby geknüpft wurde, sind vorbei, Ihr Kind wurde vom Säugling zum »Löffeling« und ist schon ein bisschen selbstständiger. Weil sich in dieser Zeit fast alles nur um Ihr Kind drehte, ist es jetzt an der Zeit, wieder mehr an sich selbst zu denken. Denn sicherlich traten zugunsten des Babys viele Dinge, die Ihnen wichtig sind, in den Hintergrund. Sie haben bewiesen, dass Sie Ihre neue Rolle als Mutter beherrschen, und können allmählich wieder Ihre Seite als Frau und Partnerin leben.

TIPP: So unterstützen Sie das Abstillen

> Massieren Sie 2-mal täglich etwas Calcium-fluoratum-Salbe (aus der Apotheke) leicht in die Brust ein – die Salbe verhindert, dass sich nach dem Abstillen knotige Verhärtungen bilden.

> Tragen Sie einen eng sitzenden (nicht einschneidenden) BH und ziehen Sie die Schulterträger fest an, um die Brust möglichst hoch zu tragen.

> Trinken Sie weniger als in der Stillzeit. Ab und zu eine Tasse Salbei- oder Zitronentee reduzieren die Milchmenge.

Haarausfall

Sie waren in der Schwangerschaft auch begeistert über Ihr volles, glänzendes Haar? Und plötzlich soll damit Schluss sein? Leider ist es oft so. Die Hormonumstellung sorgt dafür, dass etwa ab dem dritten Monat nach der Geburt viele junge Mütter Haare lassen müssen. Doch keine Sorge: Der Haarausfall regelt sich nach einigen Wochen von ganz allein. Spätestens nach einem Jahr ist die alte Pracht wieder nachgewachsen.

Acidum phosphoricum D12

Psychische Belastungen in der Stillzeit gehen mit zunehmender körperlicher Erschöpfung einher. Dies ist die Hauptursache für den diffusen Haarausfall. Ihre Haare werden immer weniger. Sie haben ein großes Ruhebedürfnis, können »überhaupt nichts vertragen«.
> Dosierung: 2-mal täglich 5 Globuli.

Lachesis D12

Sie haben nach drei, vier Monaten Stillzeit eine Veränderung Ihres Haarwuchses festgestellt. Die Haare werden zunehmend dünner und fallen aus; es bilden sich lichte Stellen. Die hormonelle Umstellung führt auch zu einem veränderten Temperaturempfinden, Ihnen ist immer zu warm und Sie schwitzen rasch. Sie vertragen keine eng anliegende Kleidung. Außerdem ist Ihre Mitteilsamkeit sehr ausgeprägt.
> Dosierung: 2-mal täglich 5 Globuli.

Staphisagria D12

Sie mussten in den vergangenen Wochen »viel schlucken«, fühlen sich gekränkt und verletzt, weil ein Ereignis Sie tief getroffen hat. In der Folge verlieren Sie sehr viele Haare. Selbst die Augenbrauen und Wimpern können davon betroffen sein.
> Dosierung: 2-mal täglich 5 Globuli.

TIPP: Das tut Ihren Haaren gut

Neben der Einnahme des passenden Mittels bewährt sich eine unterstützende, äußerliche Behandlung: Massieren Sie Ihre Kopfhaut abends sanft mit einem Haarwasser, das Sie eintrocknen lassen. Waschen Sie Ihr Haar nur ein- oder zweimal pro Woche. Reiben Sie es vorher mit Haaröl (etwa mit Klettenwurzel) ein, das Sie rund 20 Minuten einwirken lassen. Verwenden Sie mildes Shampoo und spülen Sie es mit lauwarmem Wasser gründlich aus. Lassen Sie Ihr Haar möglichst an der Luft trocknen, denn heiße Föhnluft irritiert die Kopfhaut.

Veränderte sexuelle Erlebnisfähigkeit

Hinter Ihnen liegen körperlich und emotional aufwühlende Zeiten. Vieles hat sich mit dem Baby verändert, Ihre Welt ist ordentlich auf den Kopf gestellt. Und das berührt auch den intimsten Bereich der Beziehung, die Sexualität. Oft sorgt das Thema für Verunsicherung, vor allem aufseiten des Partners. Denn während manche Frauen ihre Sexualität schon bald nach der Geburt wieder voll und ganz genießen, gibt es andere, die lustlos sind und beim Sex möglicherweise sogar Schmerzen haben. Während die Geburt eines gemeinsamen Kindes die körperliche Liebe bei vielen Paaren intensiviert, kann sie bei anderen zu einem Stillstand führen. In jedem Fall ist es wichtig, sich bewusst zu machen, dass man nicht nur ein Eltern-, sondern auch ein Liebespaar ist, dessen Bedürfnisse gepflegt werden müssen.

TIPP:

Haben Sie vor allem wegen Ihrer trockenen Scheide kaum noch Sex, kann das Vaginalgel Majorana comp. helfen (aus der Apotheke).

Staphisagria D12

Auf sexueller Ebene sind Sie momentan unersättlich, Ihre Gedanken kreisen fast nur noch um das Thema. Dennoch fühlen Sie sich beim Sex meist unbefriedigt, manchmal haben Sie sogar Schmerzen. Andererseits sind Sie auch im alltäglichen Umgang sehr empfindsam, und Sie sind auf einmal nachtragend – ein Gefühl, das Ihnen bisher fremd war.
> Dosierung: 2-mal täglich 5 Globuli.

Platinum metallicum D12

Ihr Auftreten, Ihr Stil und Ihr Äußeres garantieren Ihnen nicht nur die Bewunderung des anderen Geschlechts. Und es macht Ihnen durchaus Spaß, zu reizen, zumal Sie auch homoerotische Anklänge nicht uninteressant finden. Ihrem Partner ist das manchmal einfach zu viel. Fühlen Sie sich unerfüllt, dann überfällt Sie ein regelrechter Seelenblues.
> Dosierung: 2-mal täglich 5 Globuli.

Phosphorus D12

Sie sind ein herzlicher, hilfsbereiter und engagierter Mensch, der auf Harmonie bedacht ist. Ihre Gefühle zeigen Sie auch gegenüber anderen und machen kein Geheimnis daraus, wenn Sie Ihr Gegenüber sympathisch finden. Für sexuelle Reize sind Sie sehr empfänglich, oft reicht bereits die zärtliche Berührung Ihres Partners. Sie können auch sehr frivol sein und lieben die Ihnen zuteilwerdende Bewunderung von anderen Männern, was Ihrem Partner aber nicht gefällt. Und dann stellt sich wieder das schlechte Gewissen ein.

> Dosierung: 2-mal täglich 5 Globuli.

Sepia D12

Seit der Geburt hat sich Ihre Erotik verändert, Ihre Lust auf Sex reduziert. Ginge es nach Ihnen, bräuchten Sie gar keinen Sex – für Sie und Ihren Partner ist das unverständlich. Obwohl Sie bislang ein harmonisches, schönes Liebesleben hatten, erleben Sie kaum noch einen Höhepunkt.

> Dosierung: 2-mal täglich 5 Globuli.

Ferrum metallicum D12

Sie fühlen sich rasch erschöpft, sind schnell gereizt und nervös. War Ihr Liebesleben vor der Schwangerschaft erfüllt, sind Sie jetzt lustlos. Obwohl Ihr Partner sehr einfühlsam ist, können Sie die intimen Stunden nicht mehr genießen. Sie haben auch ab und zu Schmerzen beim Sex.

> Dosierung: 2-mal täglich 5 Globuli.

Natrium chloratum D12

Ihre Stimmung ist eher gedrückt, schlechte Erinnerungen belasten Sie. Anhaltender Kummer, Demütigung oder Ärger sind nicht gerade aufbauend und belasten natürlich auch Ihr Sexualleben. Sie können gar nicht mehr fröhlich sein, und entspannter Verkehr ist nicht möglich. Hinzu kommt, dass Sie dabei Schmerzen haben und sich verkrampfen. Ihre Scheide bleibt trocken, sodass Sie eine regelrechte Abneigung gegen Sex entwickeln – zum Bedauern Ihres Partners.

> Dosierung: 2-mal täglich 5 Globuli.

GU-ERFOLGSTIPP

Väter stehen jetzt meistens ein wenig am Rande. Das Neugeborene und seine Mutter sind natürlich der Mittelpunkt und bekommen von allen Seiten Aufmerksamkeit. Dabei spielt der Vater eine sehr wichtige Rolle: Er kann seiner Partnerin den Rücken freihalten, indem er sich darum kümmert, dass der Alltag reibungslos läuft. Außerdem kann er ihr die emotionale Stabilität geben, die sie braucht, um sich voll dem Baby widmen zu können.

Acidum phosphoricum D12 hilft Vätern, mit der neuen Rolle gut klarzukommen. Dosierung: 2-mal täglich 5 Globuli.

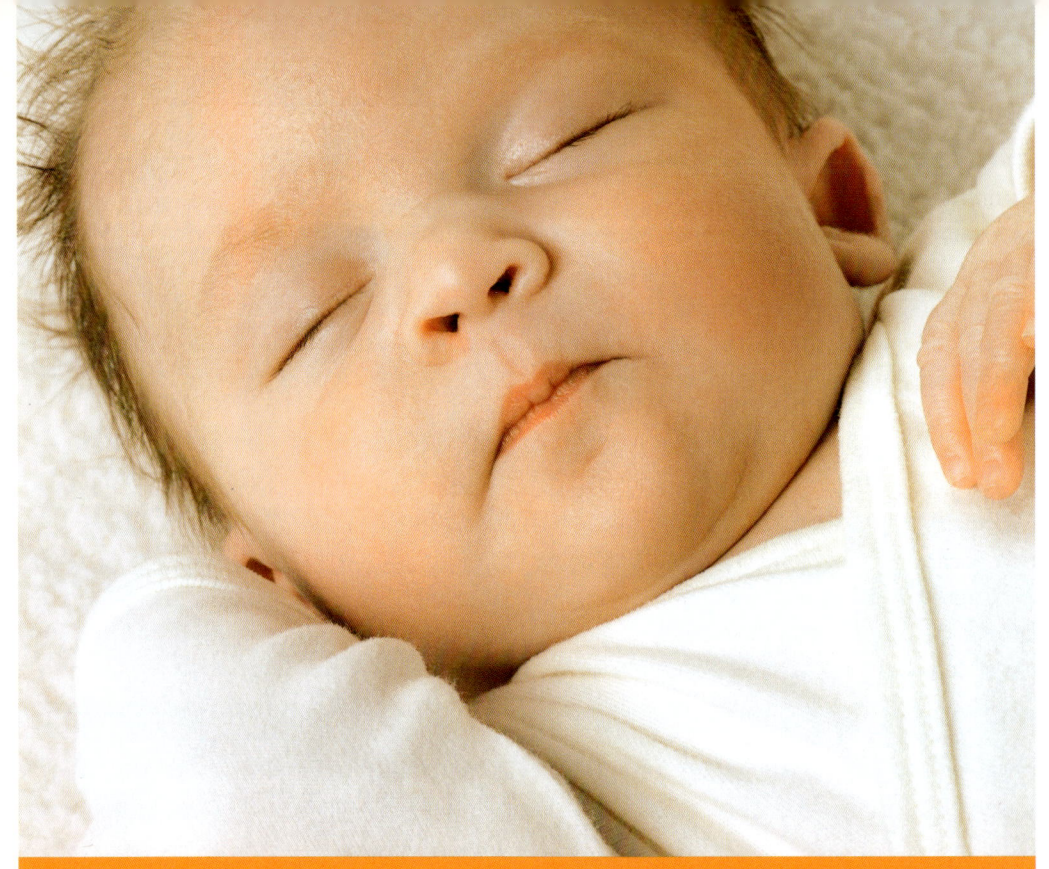

Babys erste Beschwerden

Mit einem gewaltigen Kraftakt hat es Ihr Baby in diese Welt geschafft. In den ersten Stunden und Tagen nach der Geburt wird es viel schlafen. Für die frischgebackene Mutter ist jetzt die Zeit, das Ereignis ein wenig zu verarbeiten, durchzuatmen und auszuruhen. Denn Sie können ganz beruhigt sein: Ihrem Baby geht es gut. Auf der Wochenstation ist es bestens überwacht und versorgt, wenn es beispielsweise einmal im Babyzimmer ist, damit Sie schlafen können.

Vermutlich stehen Ihnen anfangs die Schwestern auch bei der Pflege Ihres Säuglings zur Seite, geben Still- und Wickeltipps. Und bei Fragen können Sie jederzeit um Hilfe bitten. Doch schon bald kommt der Tag, an dem Sie mit Ihrem Baby nach Hause gehen – ein schöner Moment, aber psychologisch auch schwierig. Denn vor allem Erstgebärende registrieren, dass sie von nun an auf sich gestellt sind. Wie erkenne ich, was meinem Kind fehlt? Was ist zu tun, wenn es schreit? Volle Windel, Hunger, Schmerzen? Erneut stellen sich viele Fragen. Vor allem, wenn Sie den Eindruck haben, dass etwas nicht stimmt, etwa weil Ihr Baby einen Schnupfen hat oder die Augen ein wenig verklebt sind. Und wenn das Kind weint – sein einziges Ausdrucksmittel –, sind viele Mütter zusätzlich verunsichert. Bitte zögern Sie nicht, lieber einmal zu oft die Hebamme oder den Kinderarzt um Rat zu fragen. Sie werden Verständnis für Ihre Sorgen und Fragen haben.

Wenn's dem Baby nicht gut geht

Neugeborene sind in der Regel gesundheitlich stabil, denn bei der Geburt werden sämtliche Abwehrstoffe der Mutter auch an das Baby übertragen. Dieser sogenannte Nestschutz sowie die Inhaltsstoffe der Muttermilch bewahren den Säugling vor vielen Erkrankungen und Keimen. Erst im zweiten Lebenshalbjahr lässt dieser Rundumschutz allmählich nach, und das Immunsystem des Babys muss sich nun selbstständig ausbilden.

Obwohl Kinder in den ersten Monaten also prima gefeit sind, können sie natürlich krank werden. Suchen Sie dann bitte in jedem Fall einen Arzt auf, um kein Risiko einzugehen. Mit homöopathischen Mitteln können Sie zusätzlich die Abwehr und das Wohlbefinden Ihres Babys stärken. Die Mittel lassen sich allein oder zusätzlich zu anderen, vom Kinderarzt verordneten Maßnahmen anwenden. So können viele Beschwerden und Erkrankungen im Kindesalter mit Homöopathie erfolgreich und schnell behandelt werden, weil die Arzneien die Selbstheilungskräfte des Organismus anregen. Wenn Sie Ihr Kind daher auch nach der Babyzeit mit homöopathischen Mitteln behandeln wollen, finden Sie entsprechende Buchempfehlungen auf Seite 122.

WICHTIG: RICHTIG DOSIEREN
Geben Sie Ihrem Baby jeweils nur 1 Globulus (Streukügelchen), das Sie zwischen Unterlippe und Kiefer in die Mundschleimhaut legen, wo es sich langsam auflöst.

Geburtstrauma

Zwar können wir nicht in die Seele eines Neugeborenen blicken, doch Forscher sind sich fast sicher, dass Babys ihre Geburt auch psychisch und emotional verarbeiten. So können ein Kaiserschnitt oder eine komplizierte Geburt für die Kleinen sehr belastend sein, vielleicht stärker als eine körperliche Geburtsverletzung. Auch wenn das Baby keine sichtbaren Schäden während der Entbindung erlitten hat (zu den häufigsten gehören Blutergüsse), kann es also durchaus sinnvoll sein, eines der folgenden Mittel zu geben.

Aconitum D12

Dies ist ein klassisches Mittel für alle plötzlich eintretenden Ereignisse, die emotional aufwühlen. Vermutlich ist die Geburt für ein Baby solch ein Ereignis, vor allem eine Kaiserschnittentbindung. Schließlich wird das Kind unvermittelt aus seiner warmen, weichen Welt in das grelle Licht und die Kälte eines OP-Saals geholt. Deshalb gibt die Hebamme – möglichst nach vorheriger Abstimmung – Ihrem Baby sofort 1 Aconitum-Kügelchen, damit es das Geburtserlebnis emotional verarbeiten kann.
> Dosierung: 2-mal täglich 1 Globulus (in einem Abstand von etwa 12 Stunden).

Arnica D6

TIPP: Bluterguss
Bei einer sichtbaren Verletzung mit Bluterguss geben Sie Ihrem Neugeborenen Arnica D6, 3-mal täglich 1 Globulus, bis die Verletzung abheilt.

Das Baby schiebt sich durch den engen, dunklen Geburtskanal, um das Licht der Welt zu erblicken. Direkt nach der Geburt gibt man dem Neugeborenen Arnica, damit es mögliche seelische und körperliche Folgen der Geburt gut verarbeiten kann. Arnica ist zudem angezeigt, wenn sich geburtsbedingt am Kopf oder einer anderen Stelle ein Bluterguss bildet.
> Dosierung: 3-mal täglich 1 Globulus.

Hypericum D6

Bedingt durch die ungünstige Lage in der Gebärmutter oder aber durch den Geburtsverlauf, wurde unmittelbar nach der Geburt bei Ihrem Neugeborenen eine Funktionsstörung am Arm oder am Bein festgestellt. Hypericum hilft, gestörte beziehungsweise verletzte Nervenbahnen zu regenerieren.

> Dosierung: 3-mal täglich 1 Globulus bis zur Abheilung der Verletzung.

> Hypericum D6 sollten Sie auch in Ihrer homöopathischen Hausapotheke haben. Es hilft, die unterschiedlichen Folgen von Nervenverletzungen auszuheilen, etwa bei einer leichten Gehirnerschütterung oder einem eingeklemmten Finger.

Neugeborenengelbsucht

In den ersten Lebenstagen bekommt die Haut vieler Neugeborener einen leichten Gelbstich – bei rund 60 Prozent aller Babys ist das so. Diese Neugeborenengelbsucht ist eine harmlose Erscheinung, die nach etwa einer Woche von allein verschwindet.

Grund für die Verfärbung ist ein erhöhter Bilirubinwert. Dieser in den roten Blutkörperchen enthaltene Stoff ist wichtig für die Sauerstoffversorgung im Mutterleib. Sobald das Baby jedoch auf der Welt ist und selbst atmet, wird das Bilirubin in der Leber umgewandelt und schließlich abgebaut. Wenn viel Bilirubin im Blut gebunden ist, kann die Leber nicht alles auf einmal verarbeiten, und es kommt zu einem Stau, der sich in der Gelbfärbung bemerkbar macht.

Die Hebamme wird die Haut Ihres Säuglings immer auch auf ihre Farbe hin untersuchen. Wird der Gelbstich stärker, sollten Sie den Bilirubinwert beim Arzt messen lassen.

PHOTOTHERAPIE

Ist der Bilirubinwert im Blut zu hoch, ist vermutlich eine Phototherapie nötig. Dabei wird der Säugling in einem Inkubator (Wärmebett) mit einem speziellen, blauen Licht bestrahlt. Es sorgt dafür, dass das Bilirubin schneller aufgespalten und abgebaut wird. Nach ein, zwei Tagen ist die Lichtbehandlung in der Regel abgeschlossen.

Natrium sulfuricum D12

Das Mittel ist der Klassiker, wenn beim Neugeborenen eine Gelbsucht festgestellt wurde. Es kann auch zusätzlich zu einer eventuell notwendigen Phototherapie gegeben werden.

> Dosierung: 2-mal täglich 1 Globulus.

Lycopodium D12

Lycopodium ist das Mittel der Wahl, wenn die Gelbsucht trotz aller medizinischen Maßnahmen nur sehr langsam abklingt. Vielleicht beobachten Sie bei Ihrem Baby auch, dass es immer zum

Spätnachmittag hin unruhig wird und auch schon mal Schreiattacken auftreten.

> Dosierung: 2-mal täglich 1 Globulus.

Augenentzündung

Es kann vorkommen, dass ein Auge (manchmal auch beide)
leicht verklebt oder verschmiert ist und tränt. Vor allem morgens
und nach jedem kurzen Schlummer ist der Film oder gelbliche
Schlaf im Augeninnenwinkel zu sehen. In der Regel ist die Ursache ein noch nicht funktionierender oder verengter Tränenkanal
(Tränengangstenose), der sich im schlimmsten Fall entzünden
kann, wenn die Tränenflüssigkeit nicht richtig abfließt.

Meistens reicht es aus, das betroffene Auge mehrmals täglich mit
abgekochtem, lauwarmem Wasser auszuwischen. Verzichten Sie
auf Zusätze, die reizen können, Allergien und Rötungen auslösen
können. Verwenden Sie am besten weichen Zellstoff, und wischen
Sie immer vom äußeren Augenwinkel nach innen (zur Nase hin).
Wenn die Beschwerden dadurch nicht abklingen oder wenn eine
Bindehautentzündung diagnostiziert wird, unterstützen homöopathische Mittel die Behandlung.

VERKLEBTE AUGEN
In der Regel sind Babys
Tränenkanäle spätestens
um den ersten Geburtstag
herum ausgebildet, auto-
matisch ist dann Schluss
mit Schorfbildung und ver-
klebten Augen. Haben Sie
also etwas Geduld!

Pulsatilla D12

Die Augenlider scheinen wie verklebt, und im Augenwinkel zeigt
sich milchig-gelbliches Sekret oder aber eine trockene Absonderung. Häufig ist auch in der Nase weißlicher Schleim.

> Dosierung: 2-mal täglich 1 Globulus.

Mercurius solubilis D12

Hebamme oder Arzt haben bei Ihrem Kind eine eitrige Bindehautentzündung festgestellt, mit gelblichem Sekret in den Augen
und den Augenwinkeln. Das Neugeborene schreit, und an seinem
Verhalten ist zu erkennen, dass es leidet.

> Dosierung: 2-mal täglich 1 Globulus.

> Wird Ihrem Kind eine antibiotische Augensalbe verordnet,
dann geben Sie Mercurius solubilis zusätzlich. Das Mittel be-
schleunigt den Heilungsverlauf.

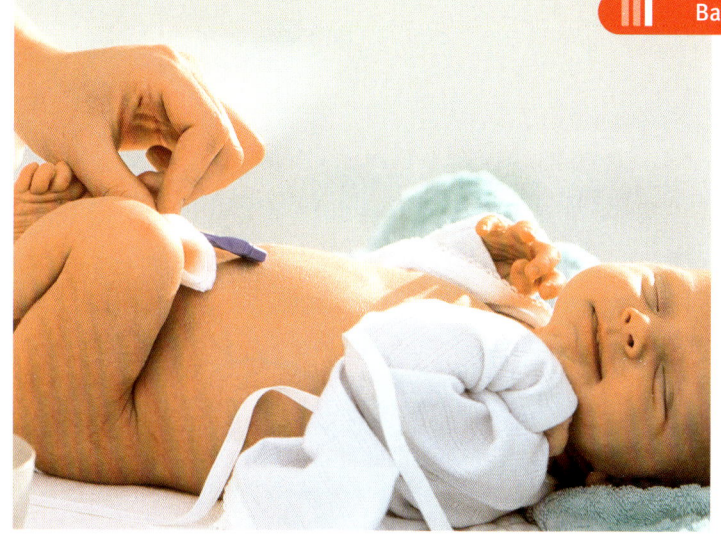

Das tut dem kleinen Nabel gut: Tupfen Sie den Nabelbereich bei der täglichen Babypflege vorsichtig mit etwas Calendula-Tinktur (aus der Apotheke) ab, damit sich keine Entzündung bilden kann. Und wird der Nabel einmal versehentlich nass, tupfen Sie ihn vorsichtig trocken. Hebammen raten ohnehin dazu, das Baby erst dann zu baden, wenn der Nabelrest abgefallen ist.

Nabelentzündung

Der kümmerliche Rest Nabelschnur, der am Bauch Ihres Neugeborenen hängt, sieht gar nicht danach aus, als sei er über neun Monate hinweg die Versorgungsleitung des Babys gewesen. Nun bildet sich das Gewebe innerhalb weniger Tage zurück, wird dunkel, schrumpelig und trocken, bis es von allein abfällt. Wenn der Nabel jedoch stark nässt, die Haut darum gerötet ist und sich der Nabel vorwölbt, sollten Sie zum Arzt gehen. Möglicherweise liegt eine Nabelentzündung vor, die schlimmstenfalls eitrig werden kann und mit einem Antibiotikum behandelt werden muss.

Calendula D6

Der kleine Nabel ist gerötet und entzündet, eventuell sondert er sogar etwas Flüssigkeit ab. Calendula fördert die Wundheilung.
> Dosierung: 3-mal täglich 1 Globulus.

Silicea D12

Der Nabel und die umgebende Haut wollen nicht abheilen. Trotz äußerlicher Behandlung mit Salben geht die Entzündung nicht zurück.
> Dosierung: 2-mal täglich 1 Globulus.
> Silicea bewährt sich auch bei einem Nabelbruch, da das Mittel das Bindegewebe stärkt.

TIPP: Nabelfreundlich wickeln

Lassen Sie möglichst oft Luft an den Nabel, und achten Sie darauf, dass die Windel nicht daran scheuert. Knicken Sie einfach die obere Windelkante um – das genügt meist schon, um ein Scheuern zu vermeiden.

Verstopfte Nase, Schnupfen

MUTTERMILCH ALS NASENTROPFEN?

Muttermilch ist äußerlich angewendet ein natürliches Heilmittel bei gereizter Haut. Viele Hebammen schwören auch bei Säuglingsschnupfen darauf, einige Tropfen Muttermilch in Babys Nase zu geben, damit die Inhaltsstoffe dem Schnupfen schnell ein Ende machen. Dabei wird oft vergessen, dass die Milch sehr eiweißreich und zuckerhaltig ist – die feinen Nasenhärchen können zusammenkleben, und der Nasenschleim kann noch zäher werden.

Ist Ihr Baby ein wenig verschnupft und schnorchelt es etwas durch die Nase, ist das kein Grund zur Sorge – fast alle Neugeborenen haben diese Symptome.

Natürlich können sich auch die Kleinsten erkälten oder Keime aufschnappen, doch in den meisten Fällen hat Säuglingsschnupfen ganz einfache physiologische Ursachen: Die winzigen Nasengänge eines Neugeborenen, die nur wenige Millimeter messen, sind rasch »dicht«, wenn die Schleimhäute anschwellen – das passiert übrigens oft, wenn Babys aufgeregt sind.

Auch beim Aufstoßen der Milch kann etwas Flüssigkeit in die Nasengänge gelangen und sie kurzzeitig verstopfen beziehungsweise für das rasselnde Atemgeräusch sorgen.

Wenn Sie aber feststellen, dass Ihr Kind sehr schlecht Luft bekommt, wenn der Nasenschleim grün oder gelblich ist, sollten Sie sicherheitshalber zum Arzt gehen, um einen möglichen Infekt frühzeitig zu behandeln.

Das homöopathische Mittel löst den zähen Schleim »von innen her«. Sobald er sich löst, können Sie ihn vorsichtig mit einem Wattestäbchen an den Nasenlöchern abwischen. Niemals *in* die Nasenlöcher tupfen, um die Schleimhäute nicht zu verletzen!

Luffa D6

Das Stillen wird zum Problem, denn das Näschen des Neugeborenen ist »dicht«. An den Nasenlöchern zeigt sich zäher, gelblicher Schleim. Er lässt sich kaum entfernen, zumal er krustig wird. Auch in den inneren Augenwinkeln bildet sich nicht selten gelbliches Sekret, weshalb Sie schon beim Kinderarzt waren.
> Dosierung: 3-mal täglich 1 Globulus.

Sambucus D3

Der gelbliche Schleim zeigt sich bei jedem Atemzug an den Nasenlöchern, wo der Schleim auch festklebt. Das Neugeborene bekommt schlecht Luft, es schnorchelt beim Atmen. Weil es nicht richtig schlucken kann, würgt es beim Stillen.
> Dosierung: 3-mal täglich 1 Globulus.

TIPP: Spülung für das kleine Näschen
Mithilfe einer Pipette können Sie die Schleimhäute Ihres Säuglings mehrmals täglich mit physiologischer Kochsalzlösung (NaCl 0,9 %, aus der Apotheke) befeuchten. So kann der Schleim besser abfließen, auch Pollen und Staub werden ausgespült. Bitte achten Sie darauf, nur Tropfen ohne Konservierungsmittel zu kaufen. Oder Sie stellen die Lösung selbst her, indem Sie 1 TL Salz in 1 Liter Wasser auflösen (Seite 35) und abkochen.

Milchschorf

Auf der Kopfhaut vieler Babys, manchmal auch im Gesicht und am Nacken, bildet sich häufig Milchschorf. Diese hellen Krusten entstehen durch eine Überproduktion der Talgdrüsen, die sich in der Regel nach wenigen Monaten normalisiert. Milchschorf ist ungefährlich – wenn er jedoch sehr großflächig ist, sich ausbreitet oder nässt, sollten Sie zum Arzt gehen. Möglicherweise bildet sich ein atopisches Ekzem (Neurodermitis). Doch keine Sorge: Bei den meisten Kindern bildet sich der Schorf von allein zurück, und bei Neurodermitis ist die Homöopathie sehr erfolgreich.

Calcium carbonicum D12

Ihr Baby ist nach Aussehen und Verhalten der typische Wonneproppen. Nach dem Stillen oder Fläschchen speit es häufig etwas Milch, es schläft ruhig und friedlich. Der Milchschorf ist eher trocken und schuppig. Auf den Wangen zeigt sich eine »hippelige«, leicht gerötete Haut, die klassische Neugeborenenakne.
> Dosierung: 2-mal täglich 1 Globulus.

Graphites D12

Die Kopfhaut ist mit dicken Krusten belegt und nässt an einzelnen Stellen. Die gelblich-klebrigen Absonderungen sind übel riechend. Im Allgemeinen ist Ihr Kind eher ruhig und schläft viel. Der Appetit ist ausgeprägt, der Stuhl eher fest.
> Dosierung: 2-mal täglich 1 Globulus.

TIPP: Wenn es juckt
Die Krusten auf Babys Kopfhaut können jucken. Massieren Sie als Gegenmaßnahme etwas Oliven- oder Mandelöl sanft in die Haut ein.

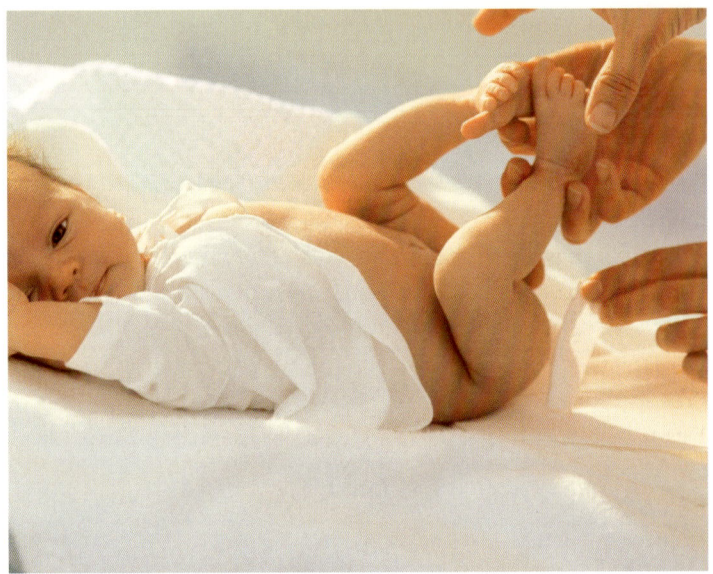

Gut für Babys Po:
Tragen Sie eine Wundsalbe
auf angegriffene Hautstellen auf.
Sehr bewährt sind regenerie-
rende Präparate mit Zink oder
Lebertran (aus der Apotheke).
Allergiegetestete Produkte sind
sinnvoll, wenn Ihr Baby generell eine empfindliche, leicht
gereizte Haut hat. Und: Luft wirkt
Wunder – lassen Sie Ihr Neugeborenes möglichst oft nackt
strampeln –, und wechseln Sie
die Windeln häufig (Babycreme
nicht vergessen!).

Wunder Po, Windeldermatitis, Soor

Babyhaut ist sehr zart und empfindlich. Und weil sie rund zehnmal dünner ist als die Haut eines Erwachsenen, reagiert sie auf
Reize besonders sensibel. Gerade die Windelzone kann rasch
wund werden. Ist die Haut erst einmal angegriffen, haben auch
Pilze (zum Beispiel Soor) und Bakterien leichtes Spiel, im feucht-
warmen Milieu vermehren sie sich schnell. Die Haut reagiert darauf meist mit Schuppen, Rötung und Pusteln, die teilweise aufgehen und bluten können.

Die Gründe für einen wunden Babypopo sind vielfältig. Eine
leichte Abwehrschwäche des Babys kann genauso dahinterstecken
wie eine volle Windel, die zu lange nicht gewechselt wurde, oder
aber reizende Stoffe aus der Muttermilch, etwa Fruchtsaft oder
scharfe Gewürze. Manche Kinder reagieren auch allergisch auf
Plastikwindeln.

Borax D6

Auslöser ist häufig eine Candidapilzinfektion (Soor), die zur Entzündung der empfindlichen Haut im Windelbereich führen kann.

> Dosierung: 3-mal täglich 1 Globulus.

> Borax ist auch bewährt, wenn sich der Soor auf der Mund-
schleimhaut gebildet hat.

Graphites D12

Die Haut ist stark entzündet, sie nässt an einzelnen Stellen, und die gelblichen, klebrigen Absonderungen riechen übel. Ihr Baby ist ansonsten pflegeleicht, es hat einen ausgeprägten Appetit. Der Stuhl ist eher fest.

> Dosierung: 2-mal täglich 1 Globulus.

Clematis recta D6

Der Po ist wund, und auf der geröteten Haut bilden sich immer wieder kleine Bläschen, die aufgehen und verkrusten. Trotz Pflege heilt die Haut nicht.

> Dosierung: 3-mal täglich 1 Globulus.

Verdauungsbeschwerden, Blähungen

Sowohl das Verdauungs- als auch das Atemsystem ist bei Neugeborenen noch nicht vollends ausgereift. Beides hängt zusammen, und weil beim Trinken oder Schreien manchmal zu viel Luft in den Bauch gelangt, können unangenehme Blähungen auftreten, die das Wohlbefinden erheblich stören und die manchmal auch schmerzhaft sind.

Deshalb ist es wichtig, dass Ihr Kind nach dem Stillen oder Flaschegeben ein Bäuerchen macht, damit die Luft entweichen kann. Dazu legen Sie Ihr Kind nach der Mahlzeit aufrecht an Ihren Oberkörper, mit seinem Kopf an Ihrer Schulter, und klopfen sanft seinen Rücken oder streichen darüber (bitte nie direkt über die Wirbelsäule reiben). Vergessen Sie nicht, ein Spucktuch unterzulegen, falls ein bisschen Milch hochkommt.

Okoubaka D3

Blähungen, Aufstoßen, Speien der Milch und unregelmäßiger Stuhl können verschiedene Ursachen haben. Möglicherweise haben Sie vor oder während der Entbindung ein Antibiotikum bekommen oder aber Ihr Kind unmittelbar nach der Geburt. Vielleicht gab es auch Probleme mit der Muttermilch, weshalb Ihr Kind anfangs Flaschennahrung bekommen hat.

> Dosierung: 3-mal täglich 1 Globulus.

GU-ERFOLGSTIPP

Wenn Sie eine Hausapotheke zusammenstellen, vergessen Sie Okoubaka nicht: Es hilft Ihnen und Ihrem Kind bei Magen-Darm-Beschwerden wie Übelkeit, Brechreiz und Durchfall, außerdem bei Verdauungsstörungen infolge einer Antibiotikabehandlung oder wegen einer Ernährungsumstellung – etwa wenn das Zufüttern nicht vertragen wird. Dosierung: Okoubaka D3, 3-mal täglich 5 Globuli, für Babys 1 Globulus.

SCHLUCKAUF

Wenn Ihr Baby häufig Schluckauf hat, ist das nicht weiter schlimm. Viele Säuglinge werden überschüssige Luft auf diese Weise los und machen dafür nur selten ein Bäuerchen.

Carbo vegetabilis D12

Ihr Kind weint, meistens nach dem Trinken, was es sehr schnell und gierig tut. Der Bauch ist stark gebläht, häufige Winde sind deutlich zu hören und zu riechen.

> Dosierung: 2-mal täglich 1 Globulus.

> Das Mittel hilft auch bei Schluckauf, wenn der einfach nicht aufhören will.

Spucken

Bei manchen Babys ist der Verdauungstrakt noch so unreif, dass er einige Zeit benötigt, sich sogar auf die verträglichste Nahrung, nämlich Muttermilch, einzustellen. Machen Sie sich keine allzu großen Sorgen, wenn während oder nach der Stillmahlzeit Milch aus Babys Mund fließt, Getrunkenes teilweise wieder gespuckt wird. Verzagen Sie deshalb nicht und denken Sie an die alte Volksweisheit: »Speikinder sind Gedeihkinder.« Sobald sich alle empfindlichen Systeme in dem kleinen Organismus eingespielt haben, regelt sich vieles von selbst.

Allerdings: Wenn Ihr Baby gar nichts bei sich behält und kaum zunimmt, müssen Sie mit ihm zum Kinderarzt, um eine mögliche Unterversorgung abzuklären.

Aethusa cynapium D6

Unmittelbar nach dem Stillen wird die Milch in säuerlich riechenden Klumpen erbrochen, danach schläft Ihr Kind rasch wieder ein. Der Stuhl ist sehr weich, fast flüssig. Sie haben auch festgestellt, dass Ihr Neugeborenes kaum an Gewicht zulegt.

> Dosierung: 3-mal täglich 1 Globulus.

Magnesium carbonicum D12

Das Stillen wird zum Problem, weil aus dem Mund Ihres Babys bei fast jeder Mahlzeit säuerlich riechende Flüssigkeit herausläuft. Sie haben den Eindruck, als würde das Kind selbst säuerlich riechen. Auffallend ist auch, dass Ihr Neugeborenes sehr schreckhaft ist und bei jeder Kleinigkeit zu schreien beginnt.

> Dosierung: 2-mal täglich 1 Globulus.

Schreibabys

Wenn Babys übermäßig viel weinen und schreien, sich durch nichts beruhigen lassen, kann das unterschiedliche Ursachen haben. Während man früher automatisch davon ausging, Schreibabys würden unter Bauchkrämpfen leiden, vermuten Forscher heute, dass die vor allem abends auftretenden Attacken auf eine Reizüberflutung zurückzuführen sind, dass die Kinder also zu viele Eindrücke verarbeiten müssen. Auch Anpassungsstörungen sind möglich, wenn das Baby keinen Wach-und-Schlaf-Rhythmus findet oder kein Ventil hat, um sich selbst zu beruhigen.

Laut Definition gilt ein Säugling dann als Schreibaby, wenn er an mehr als drei Tagen pro Woche mehr als drei Stunden schreit – und das mehr als drei Wochen lang. Man schätzt, dass 25 Prozent aller Säuglinge Schreibabys sind, jedoch nur etwa 5 Prozent davon werden von Bauchschmerzen geplagt.

Stundenlanges Schreien macht irgendwann auch die gelassensten Eltern mürbe und das stärkste Nervenkostüm kaputt. Wenn Sie glauben, dass Ihr Baby zu viel schreit – und wenn der Arzt eine Erkrankung ausgeschlossen hat –, dann wenden Sie sich an spezielle Schreiambulanzen (Adresse Seite 123). Dort werden die Gründe analysiert und Hilfestellungen gegeben, damit es Ihnen und Ihrem Baby wieder gut geht.

Chamomilla D12

Sie fühlen sich hilflos, denn Ihr Kind schreit unablässig. Auch nach dem Stillen beginnt es gleich zu weinen und zu schreien. Sie haben den Eindruck, dass Sie Ihr Baby einfach durch nichts beruhigen können.

> Dosierung: 2-mal täglich 1 Globulus.

Colocynthis D12

Ihr Kind macht immer wieder durch anhaltendes Schreien und Weinen auf sich aufmerksam. Während der Schreiattacken zieht es die Beinchen eng an den Körper. Vor allem abends und nachts lässt es sich einfach durch nichts beruhigen, nichts passt ihm.

> Dosierung: 2-mal täglich 1 Globulus.

TIPP: Babys Signale richtig deuten

Säuglingsforscher haben herausgefunden, dass oft Kommunikationsprobleme der Grund fürs Schreien sind. Ein Baby möchte beispielsweise mitteilen, dass es müde ist, und wird »knatschig«. Doch anstatt es ins Bettchen zu legen, tragen Mama oder Papa den Säugling herum, um ihn zu beruhigen – ein klassisches Missverständnis. Das übermüdete Kind gerät in Rage und weint umso heftiger. Abhilfe schafft da, sein Baby genau zu beobachten und seine Signale richtig zu deuten. Bei mehrfachem Gähnen, spätestens aber, wenn es sich die Augen reibt, ist es höchste Zeit für ein Nickerchen.

Lycopodium D12

Sie kennen das bereits: Ihr Baby ist tagsüber oft unzufrieden, außerdem fremdelt es stark. Am späten Nachmittag steigert sich das Weinen und Schreien, sogar die Brust wird nach kurzem Trinken verweigert, Ihr Kind weint unablässig.

> Dosierung: 2-mal täglich 1 Globulus.

Nux vomica D12

Vor allem abends meldet sich Ihr Baby lautstark, auch nachts kann das Schreien andauern. Erst gegen Morgen kommt das Kind allmählich zur Ruhe. Auffallend ist, dass es ganz unregelmäßig hungrig ist. Auch der Stuhl ist eher unregelmäßig und meist fest.

> Dosierung: 2-mal täglich 1 Globulus.

> Nux vomica eignet sich besonders gut, wenn Sie während der Schwangerschaft oder während der Geburt auf chemische Arzneimittel angewiesen waren wie etwa Schmerzmittel, Wehenhemmer oder eine Kaiserschnittnarkose.

TIPP: So beugen Sie dem Schreien vor

Neugeborene sind »offene Systeme«, die sämtliche Reize, Spannungen und Schwingungen ungefiltert aufnehmen. Auch Ihre Stimmung überträgt sich auf den Säugling. All das kann zu lautem Gebrüll führen.

> Je entspannter und gelassener Sie selbst sind, desto relaxter ist auch Ihr Baby.

> Verbannen Sie alles, was zu laut, zu bunt, zu unruhig ist, aus Babys Nähe.

> Damit er die beruhigende Nähe der Mutter spüren kann, sollten Sie Ihren Säugling tagsüber viel bei sich haben, am besten in einem speziellen Tragetuch. Ihre Hebamme wird Ihnen sichere Tragetechniken zeigen.

> Neugeborene finden zu viel Platz verwirrend. Schlagen Sie Ihr Baby deshalb schön eng in eine Decke ein oder ziehen Sie ihm einen Pucksack an. Diese Begrenzung, ähnlich der im Mutterleib, wirkt beruhigend.

> Streicheln steigert das Wohlbefinden. Bauen Sie in den Tagesablauf eine beruhigende Ganzkörpermassage ein.

> Blähungen können Sie mit einer Bäuchleinmassage lindern: Streichen Sie im Uhrzeigersinn sanft kreisend rund um den Nabel.

> Bei Bauchkrämpfen hilft warmer Fencheltee. Auch Wärme tut gut, zum Beispiel ein vorgewärmtes Kirschkernkissen auf dem Bauch.

Babys Entwicklung

Sicher kennen Sie Aussagen wie »Es wird einem in die Wiege gelegt« oder »Das sind die guten Gene«. Solche Sätze weisen auf eine besondere Fähigkeit hin oder auf eine stabile körperliche und emotionale Gesundheit. Umgekehrt hört man nicht selten, dass bei einem Kind schon in den ersten Lebensjahren gehäuft Krankheiten auftreten: Mal sind es die Ohren, dann wieder die Mandeln, die sich entzünden. Was das mit Ihrem Baby und mit der Homöopathie zu tun hat? Sehr viel, führt es doch zu einem sehr spannenden Kapitel der hahnemannschen Heilkunde, der **Konstitution.** Gemeint ist damit die Grundanlage, die jedem mitgegeben ist. Sie ist eine wertvolle Mitgift, quasi das geistige, seelische und körperliche Kapital, das man auch schon bei Babys erkennen kann.

Diese Konstitution gilt es möglichst frühzeitig zu stärken, damit sich der kleine Mensch optimal entwickeln kann. Mit einem Konstitutionsmittel, das dem Typ des Kindes entspricht, hilft die Homöopathie, dass beispielsweise von den Eltern vererbte Krankheiten (etwa eine Allergie) gar nicht erst ausbrechen.

Beispielhaft finden Sie nachstehend fünf homöopathische Konstitutionsmittel. Sie beschreiben kurz die wesentlichen Merkmale eines Babys, was den Körperbau und das Gemüt betrifft. Wenn diese auf Ihr Kind zutreffen, können Sie ihm das entsprechende Mittel geben. Passt keine Beschreibung, ist es hilfreich, einen homöopathischen Therapeuten aufzusuchen – er kann nach einem Anamnese-Gespräch, in dem sämtliche Fragen zum Geburtsverlauf, den Reaktionen Ihres Babys und Ähnlichem geklärt werden, eine treffende Arznei auswählen.

Wenn Sie mehr über das spannende Thema Konstitution wissen wollen, siehe Buchtipps Seite 122.

Calcium carbonicum D12

Alles dran und so, wie es sein soll – Ihr Kind kam schon proper und wohlproportioniert auf die Welt. Trinken und schlafen – damit ist seine neue Welt in Ordnung. Ein vor allem anfänglich markantes Zeichen waren die oft geröteten, zu Entzündung nei-

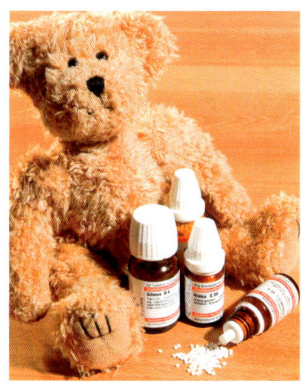

SO GEBEN SIE DAS MITTEL RICHTIG

Geben Sie Ihrem Baby das Konstitutionsmittel drei Wochen lang, legen Sie danach eine Woche Pause ein. In diesem Rhythmus können Sie das Homöopathikum über Monate hinweg geben. Überprüfen Sie zwischendurch immer wieder, ob die Mittelbeschreibung noch zu Ihrem Kind passt. Ansonsten sollten Sie die Arznei absetzen und gegebenenfalls zu einer anderen wechseln. Erkrankt Ihr Kind akut, wird das Konstitutionsmittel vorübergehend abgesetzt.

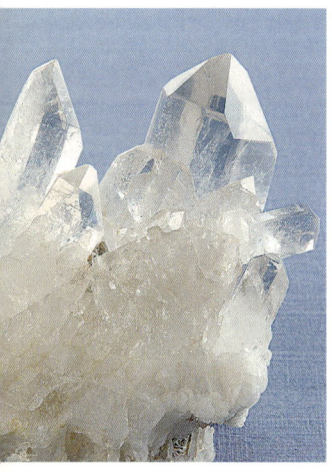

Silicea wird aus dem milchig-klaren Bergkristall hergestellt. Das homöopathische Mittel fördert unter anderem die Wundheilung der Haut und stärkt Knochen und Gelenke. So können Sie zum Beispiel neben der ärztlich verordneten Rachitis-Prophylaxe 1-mal pro Woche 3 Globuli Silicea C30 geben. Und sollte Ihr Kind eine Fehlbildung des Hüftgelenks (Hüftdysplasie) haben, unterstützt Silicea D12 (2-mal täglich 3 Globuli) auch hier die ärztlichen Maßnahmen.

genden Wangen sowie hartnäckiger Milchschorf bei insgesamt trockener Haut. In den Folgemonaten entwickelt sich das Baby zu einem echten Wonneproppen. Auf Fremde reagiert es schüchtern, fast ängstlich. In bekannter Umgebung fasst es rasch Zutrauen und lacht. Im Vergleich zu einem Geschwisterchen oder Gleichaltrigen ist dieses Kind ein »Spätzünder«.

> Dosierung: 2-mal täglich 1 Globulus.

Lycopodium D12

Die (Spät-)Nachmittage sind Ihnen in bleibender Erinnerung und waren mit diversen Besuchen beim Kinderarzt verbunden: Ihr Kind schrie schier endlos, nichts konnte die Schreiattacken abstellen. Nach der Untersuchung haben Sie oft gehört, dass Ihrem Kind nichts fehle, dass es sich um die typischen Dreimonatskoliken handele. Zwar hat sich das Schreien mittlerweile gebessert, dennoch kann Ihr Baby nach wie vor sehr energisch werden, wenn ihm etwas nicht passt. Seine Abneigung gegenüber Fremden lässt es sich deutlich anmerken. Was das Stillen oder Flaschegeben betrifft: Anfangs gewinnt man den Eindruck, das Baby sei ausgehungert, doch kurz danach scheint es gesättigt und will nichts mehr trinken. Sein Bäuchlein ist im Vergleich zum schlanken Oberkörper dann richtig vorgewölbt. Dass die Verdauung in vollem Gange ist, lässt sich kaum überhören.

> Dosierung: 2-mal täglich 1 Globulus.

Natrium chloratum D12

Ihr Kind ist sehr zart, ja fast zerbrechlich, es hatte schon ein geringes Geburtsgewicht. Häufig hören Sie von anderen Bemerkungen darüber, ob Ihr Kind denn nicht zu dünn sei, ob die Muttermilch reiche, ob Sie bei der Babynahrung nicht etwas ändern sollten … Anfangs war Ihnen das peinlich, mittlerweile ist es nur noch lästig. Sie können es sich selbst nicht erklären, weshalb Ihr Baby so schmal ist, denn sein Appetit ist gut, und es trinkt auch genügend. Der Kinderarzt hat bei der Untersuchung festgestellt, dass die Gewichts- und Größenentwicklung Ihres Babys eher am unteren Perzentil (Durchschnittswert) liegt, aber im Normbereich ist. Weil Ihr Kind einen feingliedrigen Körperbau hat, wirkt es zusätzlich zart.

> Dosierung: 2-mal täglich 1 Globulus.

Pulsatilla D12

Ihr Kind hat offensichtlich nur einen einzigen Wunsch: ganz eng bei der Mamma sein zu dürfen, am besten immer mit Hautkontakt und viel Verwöhnprogramm. Und wehe, die Mutter streichelt ihr Baby nicht lange genug oder verlässt gar das Zimmer: Sofort beginnt hörbar ein herzzerreißender Tränenfluss. Nicht auszudenken, wenn nun noch ein fremdes Gesicht auftaucht – dann geht die Welt völlig unter. Wird aber die Mamma wieder sichtbar, beginnt auch die Sonne wieder zu strahlen. Aber Mamma hat schließlich auch noch andere Aufgaben … Schon in den ersten Lebenswochen zeigte sich die Empfindsamkeit auch im Körperlichen. Da gab's schon mindestens zweimal einen wenn auch leichten Schnupfen, auch mal mit erhöhter Temperatur. Sie haben das Gefühl, dass bereits der geringste Windhauch seine Infekt-Spuren hinterlässt, zumal auch anfangs die Augenentzündung so hartnäckig war (Seite 110).

> Dosierung: 2-mal täglich 1 Globulus.

Silicea D12

Schon bei den Ultraschallkontrollen während der Schwangerschaft hat Ihnen der Arzt gesagt, dass mit Ihrem Nachwuchs zwar alles in Ordnung ist, der Fötus für sein Alter (entsprechend der jeweiligen Schwangerschaftswoche) jedoch eher zu klein sei. Und so war es auch: Das Baby war bei der Geburt auffallend klein. Hebamme und Arzt stellten fest, dass es ein typisches »small-for-date-baby« sei, was man umgangssprachlich auch als Mangelgeburt-Kind bezeichnet. Ursache ist oftmals eine verringerte Nährstoffzufuhr über den Mutterkuchen (Plazenta).

Oder aber Ihr Kind ist zu früh auf die Welt gekommen. Anfangs musste es sogar noch für einige Zeit im Brutkasten liegen, weil es noch nicht vollständig ausgereift war.

> Dosierung: 2-mal täglich 1 Globulus.

HOMÖOPATHIE ALS LEBENSBEGLEITER

Sie haben bei sich und Ihrem Kind die Wirkung der Homöopathie erlebt. Wenn nun im weiteren Lebensverlauf Erkrankungen auftreten – seien es die typischen Kinderkrankheiten, Infekte oder wenn die Haut reagiert –, dann versuchen Sie es doch zunächst mal mit den Globuli. Sie werden erleben, dass Ihr Kind mit Homöopathie ungleich besser abwehrgestärkt und damit viel stabiler ist als ohne diese ganzheitliche Hilfe.

Bücher & Adressen, die weiterhelfen

Bücher

Homöopathie

Köhler, G.: Lehrbuch der Homöopathie. Hippokrates Verlag, Stuttgart

Sommer, S.: Homöopathie in der Schwangerschaft. GRÄFE UND UNZER VERLAG, München

Stumpf, W.: Homöopathie für Kinder. GRÄFE UND UNZER VERLAG, München

Wiesenauer, M.: Das große Homöopathie-Handbuch. GRÄFE UND UNZER VERLAG, München

Wiesenauer, M.: Homöopathie Quickfinder. GRÄFE UND UNZER VERLAG, München

Wiesenauer, M.: Quickfinder: Homöopathie für Kinder. GRÄFE UND UNZER VERLAG, München

Wiesenauer, M./Elies, M.: Praxis der Homöopathie – eine Arzneimittellehre. Hippokrates Verlag, Stuttgart

Wiesenauer, M./Kerckhoff, A.: Homöopathie für die Seele. GRÄFE UND UNZER VERLAG, München

Mehr aus dem GRÄFE UND UNZER VERLAG:

Schwangerschaft

Fehrenbach, L.: Schwangerschaftsgymnastik (Übungsbuch mit CD)

Gebauer-Sesterhenn, B./Villinger, T.: Schwangerschaft und Geburt

Höfer, S./Szász, N.: Hebammen-Gesundheitswissen für Schwangerschaft, Geburt und die Zeit danach

Nolden, A.: Schwangerschafts-Kalender

Baby

Gebauer-Sesterhenn, B./Praun, M.: Das große GU Baby-Buch

Kast-Zahn, A.: Jedes Kind kann schlafen lernen

Nitsch, C.: Alte Vornamen neu entdeckt

Nitsch, C.: Vornamen – von beliebt bis ausgefallen

Nolden, A.: Baby-Kalender

Pulkkinen, A.: PEKiP – Babys spielerisch fördern

Richter, R./Schäfer, E.: Das Papa-Handbuch. Alles, was Sie wissen müssen zu Schwangerschaft, Geburt und dem ersten Jahr zu dritt

Seßler, S.: Mein Baby. Das 1. Jahr (Babykalender für die ersten 12 Monate)

Stellmann, H. M.: Kinderkrankheiten natürlich behandeln

Voormann, C./Dandekar, G.: Babymassage. Berührung, Wärme, Zärtlichkeit

Beckenbodentraining

Lang-Reeves, I./Villinger, T.: Beckenboden. Das Training für mehr Energie (Übungsbuch mit CD)

Adressen

Homöopathie

Deutsche Homöopathie-Union
Postfach 41 02 80
D-76202 Karlsruhe
www.dhu.de

Hahnemannia
Deutscher Verband für Homöopathie und Lebenshilfe e.V.
Kapuzinerweg 20
D-89150 Laichingen
www.hahnemannia.de

Bundesverband Patienten für Homöopathie e.V.
Burgstraße 20
D-37181 Hardegsen
www.bph-online.de

Natur und Medizin e.V.
Am Deimelsberg 36
D-45276 Essen
www.naturundmedizin.de

Deutsche Gesellschaft für
Klassische Homöopathie e.V.
Saubsdorfer Str. 9
D-86807 Buchloe
www.dgkh-homoeopathie.de

Österreichische Gesellschaft
für homöopathische Medizin
Mariahilferstr. 110
A-1070 Wien
www.homoeopathie.at

Schweizerische Homöopathie
Gesellschaft SHG/SGKH
Postfach 1050
CH-8134 Adliswil
www.homoeopathie.org

Plazentanosoden

Das Globuliset mit 5 Potenzen
kostet 70 Euro. Bezugsquelle
und weitere Infos: www.plazen-
tanosoden.de

Schwangerschaft, Stillen, Baby

Bund Deutscher Hebammen
e.V. (BDH)
Postfach 17 24
D-76006 Karlsruhe
www.bdh.de

Bund freiberuflicher Hebammen Deutschlands e.V. (BfHD)
Kasseler Str. 1a
D-60486 Frankfurt
www.bfhd.de

Österreichisches Hebammen-
Gremium
Postfach 438
A-1060 Wien
www.hebammen.at

Schweizerischer Hebammen-
verband
Rosenweg 25 C
CH-3000 Bern 23
www.sage-femme.ch
www.hebammen.ch

Arbeitsgemeinschaft
Gestose-Frauen e.V.
Kapellener Str. 67a
D-47661 Issum
www.gestose-frauen.de

Gesellschaft für Geburts-
vorbereitung e.V. (GfG)
Ebersstr. 68 (Seiteneingang)
D-10827 Berlin
www.gfg-bv.de

Weitere Internetseiten zu
Schwangerschaft und Geburt
www.geburtskanal.de
www.dge.webplace.at
www.forum-geburt.ch
www.geburt-sbg.ch
www.birthcenter-europe.net

La Leche Liga Deutschland e.V.
Dannenkamp 25
D-32479 Hille
www.lalecheliga.de

La Leche Liga Österreich
Marion Thaler
Kaiserweg 10
A-6336 Langkampfen
www.lalecheliga.at

La Leche League Schweiz
Sekretariat
Postfach 197
CH-8053 Zürich
www.lalecheliga.ch

Nationale Stillkommission
Bundesinstitut für Risiko-
bewertung
Thielallee 88–92
D-14195 Berlin
www.bfr.bund.de

Arbeitsgemeinschaft Freier
Stillgruppen e.V. (AFS)
Bornheimer Straße 100
D-53119 Bonn
Hotline: 0180-5-STILLEN
(7845536) – 0,14 Euro pro
Minute
www.afs-stillen.de

Aktionsgruppe Baby-
nahrung e.V. (AGB)
Untere-Masch-Str. 21
D-37073 Göttingen
www.babynahrung.org

Schatten & Licht –
Krise nach der Geburt e.V.
(Informationen zu Wochen-
bettdepressionen)
Obere Weinbergstr. 3
D-86465 Welden
www.schatten-und-licht.de

Trostreich – Interaktives
Netzwerk Schreibabys
Schulstr. 10
D-27446 Deinstedt
www.trostreich.de

Sachregister

Impressum

© 2008 GRÄFE UND UNZER VERLAG GmbH, München

Programmleitung: Ulrich Ehrlenspiel

Redaktion: Reinhard Brendli

Lektorat und Satz: Felicitas Holdau

Layout: independent Medien-Design (Claudia Hautkappe)

Herstellung: Elisabeth Märtz

Reproduktion: Repro Ludwig, Zell am See

Druck: Firmengruppe APPL, aprinta druck, Wemding

Bindung: Firmengruppe APPL, sellier druck, Freising

ISBN 978-3-8338-1029-9

1. Auflage 2008

Fotos und Illustrationen:

Arco: S. 93; Corbis: S. 19, 21, 55, hintere Umschlagseite (rechts); Beat Ernst: S. 82; Flora Press: S. 1; Focus/SPL: S. 94; Getty: S. 72; IFA: S. 8; Sabine Knapp: S. 4 (unten); Michael Kunkel: S. 60; Lavendelfoto: S. 30, 41; Mauritius: S. 3, 12, 45, 74, 111, 114, 119, hintere Umschlagseite (links); Mother& Baby: S. 62; Plainpicture: S. 106; Jan Schmiedl: S. 120; Ingrid Schobel: S. 27, 48, 69, 87; Sandra Seckinger: vordere Umschlagseite (Buch und Folder), S. 100; Kai Stiepel: S. 6, 11, 15; Stockbyte: S. 2, 22; Stockfood: S. 59; Markus Wiesenauer: S. 4 (oben)

Die GU-Homepage finden Sie im Internet unter www.gu-online.de

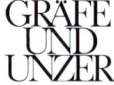

GRÄFE UND UNZER

Ein Unternehmen der
GANSKE VERLAGSGRUPPE

Wichtiger Hinweis

Die Methoden und Anregungen in diesem Buch stellen die Meinung beziehungsweise Erfahrung der Verfasser dar. Sie wurden von den Autoren nach bestem Wissen erstellt und mit größtmöglicher Sorgfalt geprüft. Dennoch können nur Sie selbst entscheiden, ob und inwieweit Sie diese Vorschläge umsetzen können und möchten. Keinesfalls können diese jedoch kompetenten medizinischen Rat ersetzen. Lassen Sie sich deshalb in allen Zweifelsfällen zuvor durch einen Arzt oder Therapeuten beraten.
Weder Autoren noch Verlag können für eventuelle Nachteile oder Schäden, die aus den im Buch gegebenen praktischen Hinweisen resultieren, eine Haftung übernehmen.

Umwelthinweis

Liebe Leserin und lieber Leser,

wir freuen uns, dass Sie sich für ein GU-Buch entschieden haben. Mit Ihrem Kauf setzen Sie auf die Qualität, Kompetenz und Aktualität unserer Ratgeber. Dafür sagen wir Danke! Wir wollen als führender Ratgeberverlag noch besser werden. Daher ist uns Ihre Meinung wichtig. Bitte senden Sie uns Ihre Anregungen, Ihre Kritik oder Ihr Lob zu unseren Büchern. Haben Sie Fragen, oder benötigen Sie weiteren Rat zum Thema? Wir freuen uns auf Ihre Nachricht!

GRÄFE UND UNZER VERLAG

Leserservice
Postfach 86 03 13
81630 München

Wir sind für Sie da!

Montag–Donnerstag:	8.00–18.00 Uhr
Freitag:	8.00–16.00 Uhr

Tel.: 0180-5005054*
Fax: 0180-5012054*

*(0,14 €/Min. aus dem dt. Festnetz/ Mobilfunkpreise können abweichen.)

E-Mail: leserservice@graefe-und-unzer.de

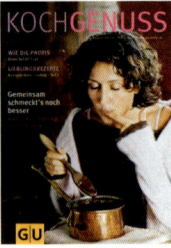

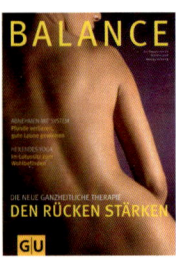

Wollen Sie noch mehr Aktuelles von GU erfahren, dann abonnieren Sie doch unseren kostenlosen GU-Online-Newsletter und/oder unsere kostenlosen Kundenmagazine.

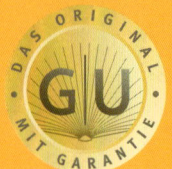

Unsere Garantie

Alle Informationen in diesem Ratgeber sind sorgfältig und gewissenhaft geprüft. Sollte dennoch einmal ein Fehler enthalten sein, schicken Sie uns das Buch mit dem entsprechenden Hinweis an unseren Leserservice zurück. Wir tauschen Ihnen den GU-Ratgeber gegen einen anderen zum gleichen oder einem ähnlichen Thema um.

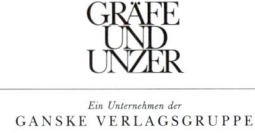

GRÄFE UND UNZER

Ein Unternehmen der
GANSKE VERLAGSGRUPPE